杏林集腋

王庆侠 著

U0126977

全国百佳图书出版单位
中国中医药出版社
·北京·

图书在版编目（CIP）数据

杏林集腋 / 王庆侠著 . —北京：中国中医药出版社，2023.8
ISBN 978 – 7 – 5132 – 8190 – 4

Ⅰ . ①杏… Ⅱ . ①王… Ⅲ . ①中医临床—经验—中国—
现代 Ⅳ . ① R249.7

中国国家版本馆 CIP 数据核字（2023）第 091829 号

中国中医药出版社出版

北京经济技术开发区科创十三街 31 号院二区 8 号楼
邮政编码 100176
传真 010-64405721
山东华立印务有限公司印刷
各地新华书店经销

开本 880 × 1230 1/32 印张 7.25 字数 168 千字
2023 年 8 月第 1 版 2023 年 8 月第 1 次印刷
书号 ISBN 978 – 7 – 5132 – 8190 – 4

定价 49.00 元
网址 www.cptcm.com

服 务 热 线 010-64405510
购 书 热 线 010-89535836
维 权 打 假 010-64405753

微信服务号 zgzyycbs
微商城网址 https://kdt.im/LIdUGr
官 方 微 博 http://e.weibo.com/cptcm
天猫旗舰店网址 https://zgzyycbs.tmall.com

如有印装质量问题请与本社出版部联系（010-64405510）

前　言

　　我从北京中医学院（现北京中医药大学）毕业后，分配到中国医学科学院北京协和医院从事中医、中西医结合门诊及病房工作。同时担任协和医科大学学生与协和医院西学中班、护学中班的中医教学和临床带教工作。在此期间，曾师从著名中医、中西医结合专家祝谌予教授、史济招教授，得二老之传，中医理论及临床诊疗技能大有收益，发表多篇学术论文并完成科研课题多项。

　　在北京协和医院工作 10 余年后调入北京中医药大学，在成人教育部（后更名为继续教育学院）担任不同专业、不同年级、不同班次学生的中医基础理论、中医诊断学、中医内科学、中医妇科学等课程的教学任务，并兼任班主任工作，同时从未间断门诊及临床带教，且笔耕不辍，撰写并发表学术论文数十篇。退休后至今，一直坚持门诊及本科生、研究生、留学生的临床带教。

　　光阴荏苒，转瞬间已从医 50 余年。回首往昔，在临床与教学工作中颇有心得，遂重读以往的学术论文，整理成册，以总结数十年的经验体会，为今后授徒带教之用，并公诸同道，以求赐正。此书为多年的学术论文汇编，可谓集腋成裘之作，故名之为《杏林集腋》。

　　本书共分为四篇："基础理论篇"，主要汇集在多年教学与临床带教过程中解答学生易产生疑惑的问题之作;"内科篇",主要是自己治疗内科疾病的思路及有效方药;"妇科篇",主要是应期刊邀请所撰,为学生辅导学习《中医妇科学》的内容提要,以及自己对治疗某些妇科疾病的思路及经验;"医案医话篇",选取历年来发表的临床验案及记者访谈的医话。

水平所限,余自知文字浅陋,但尚可称言之有物,故不惴冒昧,付之梨枣,以就正于读者诸君。

王庆侠
2023 年 2 月于北京

目　录

妇科篇

医案医话篇

基础理论篇

一、五脏生理功能撷要

藏象学说，是研究五脏、六腑及体表各组织器官之间在生理、病理上相互关系的学说。它以五脏为中心，联系六腑及体表各组织器官，从而按功能特点把人体划分为既有各自分工，又有相互联系的五大系统。因此，学习藏象学说的重点，在于掌握五脏的生理功能。五脏的共同生理功能是化生与贮藏精气，即《素问·五脏别论》所说："所谓五脏者，藏精气而不泻也。"另外，五脏的生理活动均与精神、情志活动密切相关，因此又有"五神脏"之称。具体到五脏中每一脏的生理功能，都可以分为几个方面，但其中必有一个或两个方面是主要的，其他方面都是由这一个或两个方面所决定的。只要抓住主要方面，由此进行推理分析，就能掌握每一脏的全部生理功能。本文就是从撷取心、肺、脾、肝、肾五脏中每一脏的主要生理功能入手，再由此而推理分析其他方面的功能活动，目的在于介绍掌握五脏生理功能的方法，以资同道参考。

（一）心主血脉

心的生理功能有主血脉、主神志、主汗液、其华在面、开窍于舌等方面。在这几个方面中，以主血脉为主，其他方面都是由主血脉这一主要功能所决定的。

心主血脉，有两个方面的含义：一是指心脏对脉的统领作用；一是指心脏对血液的推动作用。脉，指经脉、血脉，它是血液运行的通道，故称为"血之府"，全身的经脉都统属于心。心主血脉，就是指由于心气的作用，维持心脏的正常搏动，从而推动血液在经脉中正常运行不息，以营养人体，并由此而产生心脏的各种其他功能。心气充盛，血脉充盈，则血液运行流畅，各种功能活动健旺。若心气不足或血脉不充，则功能失常而发生相应的病理变化。

1. 心主血脉与主神志

神志，指人的精神、意识、思维活动。血液是人体各种功能的物质基础。心主血脉，当然也就主神志，正如《灵枢·本神》所说："心藏脉，脉舍神。"在临床上，心血不足常可出现失眠健忘、神志不宁的病变，治疗则从养心血、安心神入手，甚或神昏狂乱，治用清心凉血之法。

2. 心主血脉与主汗液

汗液，乃人体阳气蒸化津液从汗孔排出而成。由于血与津液均由水谷精微所化生，所以也可以说"汗血同源"。心主血脉，当然也就主汗液，这也就是古人称"汗为心之液"的道理所在。在临床上，汗出过多的患者，血中津液必大亏，而对大失血的患者，亦不能再发其汗，以防重伤血中津液，此即通常所说的"夺汗者无血，夺血者无汗"。

3. 心主血脉与其华在面、开窍于舌

面部与舌都是人体显露于外的组织器官，这两个部位的经脉分布都相当丰富，从而得到心血的充养。因此，心主血脉的功能正常与否，也最易从面部和舌质反映出来。心血充盛则面部红润而有光泽，舌质淡红，转动灵活，语言流畅，味觉灵敏。心气、心血不足，则面、舌色淡。血液上壅，则面、舌红赤。心血瘀阻，则面、舌紫暗。痰热阻滞心络，则可见舌短、舌蹇等。

综上所述，心脏的生理功能可以分为几个方面，但其中最主要的是主血脉，其他方面皆由其主血脉而决定。因此，抓住了心主血脉这个关键环节去进行推理分析，心脏的其他生理功能就很容易掌握了。这个推理过程，可以简单地概括为图1。

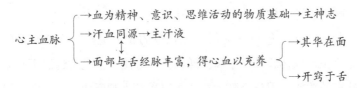

图1 心脏的生理功能

（二）肺主宣发与肃降

肺的生理功能有主一身之气、主宣发与肃降、司呼吸、开窍于鼻、在液为涕、朝百脉、外合皮毛、主通调水道、主治节等。在这诸多功能中，以主一身之气最为重要，其他功能皆由此而产生，而肺主一身之气的功能，又是通过宣发与肃降来实现的，宣发与肃降是其关键环节。

宣发，即宣布、发散，指向上、向外；肃降，即清肃、下降，指向下、向内。宣与发同义，可简称为宣；肃与降同义，可简称为降。宣与降即对立又统一，二者上下相承，内外相因，相辅相成，从而使一身之气得以升降出入，使肺的各种功能得以发挥。

1. 宣发肃降与司呼吸、开窍于鼻、在液为涕

呼吸，是人体与自然界进行气体交换的形式，是人体赖以生存的、须臾不可或缺的生命活动。呼，指呼出体内代谢过程中所

产生的浊气；吸，指吸进自然界的清气。呼是向上、向外，吸是向内、向下。呼吸过程，是通过肺的宣发肃降来实现的。肺气宣发于上，则使体内代谢的浊气通过鼻而呼出体外；肺气肃降下纳于肾，则吸入自然界的清气。宣降协调，则呼吸通畅、有节律，不断进行吐故纳新，从而维持正常的生命活动。若某种原因导致肺气宣降失常，则直接影响呼吸功能而出现咳、喘。一旦宣降终止，呼吸停息，即意味着生命的死亡。

肺的呼吸功能以鼻为门户，且鼻的嗅觉灵敏与否亦与肺的功能有关，故称肺开窍于鼻。涕为鼻所分泌，在正常情况下有濡润鼻窍的功能。因鼻为肺之窍，所以涕即为肺所化之液，即《素问·宣明五气》所说："五脏化液……肺为涕。"

2. 宣发肃降与血液运行——肺朝百脉

血液在经脉中运行要靠心气的推动，而心气又与肺气密不可分。这是因为，由肺吸入的自然界之清气与脾胃化生的水谷精气相合积于胸中，即为宗气。关于宗气的功能，《灵枢·邪客》说："宗气积于胸中，出于喉咙，以贯心脉，而行呼吸焉。"这就是说，宗气有贯通心脉、推动血液在经脉中运行和主持呼吸的作用。而肺吸入的清气是构成宗气的重要组成部分，所以心气推动血液在经脉中运行是与肺气的作用密切相关的。肺气充盛，则心主血脉功能正常。肺气不足，则宗气亦虚，心主血脉功能因而低下。肺气闭塞，则宗气壅滞，心血运行亦受阻。肺气与心血的这种关系，也正是我们常说的"气帅血行"。正因如此，《素问·灵兰秘典论》中称心为"君主之官"，肺为"相傅之官"。文中把心比作君主，把肺比作宰相，就是强调肺气对心主血脉的功能有协助、调节的重要作用。在正常生理状态下，肺气宣发，促进血液向表、向上运行，肺气肃降，促进血液向里、向下运行，从而使血液通畅地运行于周身表里上下，以营养人体。对此《素问·经脉别论》将其概括为"肺朝百脉"。朝，即朝会、会聚之意。百脉，是指全身的经脉。肺朝百脉，就是指全身的经脉都会聚于肺，从而使经脉中的血液得肺气的鼓动而运行于周身。这句话也同样强调肺的宣发、肃降功能对血液在全身表里上下各部位经脉中运行的协助、调节、促进作用。

3. 宣发肃降与津、气的敷布——外合皮毛

肺气的宣发肃降，可以使津液和卫气敷布于周身表里上下，以濡润、温煦人体。津液和卫气敷布于体内上下各部位，使脏腑得其濡润和温煦，才能柔润并保持一定的温度，从而发挥其各自的生理功能。津液和卫气敷布于体表上下各部位，使皮毛得其濡润和温煦，才能保持正常的开合状态，从而发挥其正常的生理功能。皮毛上有毛孔，《素问·生气通天论》称之为"气门"。它能随温度的变化而调整其开合，温度高则开泄而汗出，使热外泄；温度低则密闭而保存阳气，从而起到调节体温的作用。也正因如此，它就成为人体抵御外邪侵袭的屏障。此外，气门还有宣发肺气、协助呼吸的功能。《素问·五脏生成》说："肺之合皮也，其荣毛也。"《素问·经脉别论》又说："肺朝百脉，输精于皮毛。"都指出了肺通过宣发肃降津、气对皮毛起到濡润、温煦的作用。若肺不布津，则皮肤枯槁，汗毛焦脆。若肺虚而卫气不布，则皮毛开合失司，卫外不固，常见自汗，并易受外邪侵袭而发病。

4. 宣发肃降与通调水道

在人体水液代谢的过程中，肺的宣发肃降功能起着非常重要的作用。《素问·经脉别论》说："饮入于胃，游溢精气，上输于脾，脾气散精，上归于肺，通调水道，下输膀胱，水精四布，五经并行。"这段经文明确地指出，水液由胃吸收，经过脾的运化，

上归于肺，通过肺的宣降功能，使水液精微敷布人体周身上下，内而五脏诸经脉，外而皮毛，以发挥其对人体各部位的濡润充养作用。代谢的浊水则由肺的肃降作用，下输于膀胱，通过气化而排出体外，成为尿液。同时，敷布于皮毛的水液，又可随毛孔的开泄而变为汗液排出体外，这与排尿一样，也是水液排出人体的一种途径。可见，肺通过其宣发肃降、升清降浊，以调节人体的水液代谢，是维持生命活动的重要保障，因此有"肺为水之上源"之称。若肺的宣降失常，往往导致水肿、小便不利的病变，治疗应以宣降肺气、发汗、利尿为法，这就是我们常说的"开鬼门"（发汗）、"洁净府"（利尿）。

5. 宣发肃降与主治节

《素问·灵兰秘典论》说："肺者，相傅之官，治节出焉。"治节，就是治理、调节。也就是说，肺通过宣发肃降而主一身之气，它在人体一身之气的升降出入运动、呼吸功能、血液的运行、津气的敷布、水液的代谢等方面，都发挥着重要的作用。从而使脏腑皆受其治理调节，这也正是对肺的生理功能的高度概括。

综上所述，因为宣发与肃降在肺的功能活动中占有上述重要地位，所以说它是肺的各种生理功能的关键环节，肺主宣发与肃降及由此而产生的全部生理功能的推理过程，可以简要地概括为图 2。

肺主宣发与肃降 {
→通过鼻与自然界进行气体交换→司呼吸、开窍于鼻，在液为涕
→气帅血行→肺朝百脉
→敷布津气，濡润、温煦皮毛，抵御外邪侵袭→外合皮毛
→使三焦水道通畅，维持水液正常代谢→通调水道
→主一身之气，治理调节各种生理功能→主治节
}

图 2　肺脏的生理功能

（三）脾主运化

脾的生理功能有主运化、主升清、主统血、主肌肉、主四肢、其华在唇、开窍于口、在液为涎等方面。在这诸多功能中，以主运化为关键环节，其他功能皆由此而产生。

脾主运化，即指脾有消化吸收水谷精微并将其运输、敷布于周身的功能。脾主运化，包括运化水谷和运化水湿两个方面。所谓运化水谷，是指饮食物的消化吸收和敷布。饮食入胃，经过胃的消磨腐熟后，由胃与小肠进行吸收，进而由脾将其化生为精微，并将这些精微物质运输、敷布于心、肺，以化生气血，布散周身，营养人体。脾主运化的功能健旺，则水谷精微源源而来，气、血、精、津、液不断化生，人体内各脏腑及周身组织器官得以充养，生机蓬勃。若脾失健运，则气血生化乏源，周身失养，各种虚证可由之而生。正因为脾主运化在人体有如此重要作用，所以古人把脾与胃同称为"后天之本"，"气血生化之源"。

脾主运化，还包括运化水湿，也就是指脾在水液代谢过程中的运输、敷布功能而言。水液经胃吸收后，由脾的运化功能而输布于肺，经过肺、肾的宣降、蒸腾而布散周身，发挥其濡润作用，代谢后多余的水液，以汗和尿的形式排出体外。《素问·经脉别论》说："饮入于胃，游溢精气，上输于脾，脾气散精，上归于肺，通调水道，下输膀胱。"其中"脾气散精"即指脾的运化功能而言。脾运健旺，则水液上输于肺，并布散周身，最后下达膀胱。若脾失健运，则往往水湿中阻而生成痰、饮、水、湿之邪，导致水肿、腹满、便溏等。《素问·至真要大论》"诸湿肿满，皆属于脾"即指此而言。

脾主运化，在饮食物的消化吸收、输布及水液代谢过程中起着重要的作用，它是后天营养物质的生化之源。因此，主运化在脾的诸多功能中是关键的环节。

1. 脾主运化与升清

脾主升清，就是脾主运化的表现形式。脾主升清与胃主降浊，在饮食物的消化吸收、精微物质的输布和糟粕的排泄中发挥着重要作用。升，指上行；清，指水谷精微。降，指下行；浊，指水谷糟粕。脾主升清，即指脾通过主运化而将水谷精微上输心、肺而化生气血，营养周身。胃主降浊，即指胃气下行，将水谷糟粕传于大肠，形成粪便而排出体外。脾胃升降相因，不仅是水谷代谢的中心环节，而且是维系体内各脏腑，使其保持固定位置的重要保障。若脾不健运，清气不升，则气血乏源，不仅可导致乏力气短、头晕目眩、大便溏泄，甚则可见脱肛或内脏下垂。

2. 脾主运化与主统血

所谓脾主统血，是指脾气具有统摄、控制血液，使之沿固定方向在经脉中运行，不致溢出脉外的作用。血液在经脉中运行，既要赖心气的推动，又需得脾气的统摄。可以说，心气的推动作用是血液沿固定方向运行的动力，而脾气的统摄作用，则是血液在经脉中运行而不溢出脉外的保障。脾的统血功能，主要是因其主运化而产生。脾运健旺，则气血源源而生，气旺即能摄血。若脾不健运，气血生化不足，则气虚失摄，往往可导致出血见症，这种出血，既称为"脾不统血"，亦称为"气不摄血"。

3. 脾主运化与主肌肉、四肢、其华在唇

《素问·痿论》说："脾主身之肌肉。"《素问·太阴阳明论》说："四肢皆禀气于胃，而不得至经，必因于脾，乃得禀也。"可见，人体周身肌肉与四肢皆依赖于脾运化水谷精微以充养。脾气

健运，清阳升发，水谷精微四布，则肌肉丰满发达，四肢动作矫健轻灵。若脾不健运，气血衰少，周身失养，则肌肉消瘦，四肢无力，甚至痿废不用。

口唇亦由肌肉构成，须赖气血以充养。脾为后天之本，气血生化之源，脾气健运则气血充盛，口唇红润而有光泽。若脾不健运，则气血亏乏，口唇失养而苍白无华。因此，《素问·五脏生成》说："脾之合肉也，其荣唇也。"

4. 脾主运化与开窍于口、在液为涎

胃主受纳水谷，脾主运化水谷，口为水谷入胃之门户，口与脾关系至为密切，故称脾开窍于口。脾气健运则口味正常，食欲佳而纳谷馨。若脾不健运，则口味异常，或口淡无味，或脾湿内蕴而口中甜、腻，并伴食欲不振，纳呆食少。

涎与唾均为口中之津。其清稀者称为涎，有保护、润泽口腔，帮助食物吞咽、消化的作用。涎液为脾气运化水谷精微所化生，又赖脾气统摄而不溢出口外。若脾胃失和，则可导致口涎外流。因此，《素问·宣明五气》说："五脏化液……脾为涎。"

综上所述，在脾的各种生理功能中，主运化是关键环节，抓住了这个关键，进而推理分析，脾的其他生理功能就很容易掌握了，这个推理过程可以简要地概括为图3。

脾主运化（水谷、水湿）
→将水谷精微上输心、肺以化生气血，营养周身→主升清
→运化水谷精微，化生气血，气旺摄血→主统血
→运化水谷精微以充养肌肉、四肢、口唇→主肌肉、四肢、其华在唇
→脾气健运则口味正常，涎液分泌正常→开窍于口，在液为涎

图3 脾脏的生理功能

基础理论篇

（四）肝主疏泄、主藏血

肝的生理功能有主疏泄、主藏血、主筋、其华在爪、开窍于目、在液为泪等方面。在这诸多功能中，以主疏泄与主藏血两方面为关键环节，其他功能皆由这两方面而决定。

1. 肝主疏泄

疏，即疏达、疏通；泄，即宣泄、发泄。所谓肝主疏泄，是指肝有主动、主升的特点，它对调畅人体气机、推动血和津液的运行，保持水谷正常代谢，保持情志舒畅开朗等方面发挥着重要作用。

气的升降出入运动，称为"气机"，它是维持人体生命活动的重要保障。肝的疏泄功能正常，则气机调畅，血行畅达，津液四布。若肝失疏泄，则气机不畅，往往出现胸胁、乳房、少腹等处胀痛，甚则导致血行瘀阻而形成瘀血或癥积，亦可使津液输布受阻而形成痰、饮、水、湿停聚。若肝气疏泄太过，则气逆而上，多见头胀、目赤、急躁易怒，甚则昏厥。若血随气涌，还可导致咯血、吐血。

肝的疏泄功能正常，气机调畅，则脾与胃升降有序，且胆汁分泌与排泄正常，从而保持水谷的正常消化、吸收，不断吸收其精微物质，排出其糟粕，顺利进行新陈代谢活动。一旦肝失疏泄，每多影响脾胃升降及胆汁的分泌、排泄功能，临床常见脘腹胀痛、呕吐、泄泻、口苦、胁痛、纳呆食少等症状。

肝主疏泄对人体情志活动亦有重要作用。肝气疏达，则气血调畅，情志舒畅开朗。若肝失疏泄，气机不畅，则情志每易郁闷不舒。若疏泄太过，则又常见急躁易怒。

2. 肝主藏血

所谓肝主藏血，是指肝有贮藏血液和调节血量的生理功能。在正常的生理状态下，人体各部位的血量保持相对的恒定。但在不同的生理活动状态和气候条件下，人体的各部位对血液的需求量又有所不同。在睡眠、安静、情绪平稳状态下，人体对血液的需求量少，部分血液归藏于肝。在活动或情绪激动状态下，人体对血液需求量增加，肝脏就把其所贮藏之血液输布于周身，以供给其所需。正如王冰注释《素问·五脏生成》"故人卧血归于肝"时所说："肝藏血，心行之，人动则血运于诸经，人静则血归于肝藏。"因为肝主藏血，所以又有"肝为血海"之称。若肝血不足，则常见目涩昏花、肢体麻木、筋脉拘急、月经量少。若肝不藏血，则常见吐血、衄血、崩漏。

3. 肝主疏泄与藏血的相互关系

肝主疏泄是阳气的作用，其疏泄是向上、向外，属阳；肝主藏血是向内，属阴。这也就是我们所常说的肝"体阴而用阳"。所以肝主疏泄与主藏血二者之间的关系也就是阴阳之间的对立统一关系。肝主疏泄，使气机调畅，则保障血液的运行畅达，从而使"人动则血运于诸经，人静则血归于肝脏"，而发挥其贮藏血液和调节血量的作用。若肝失疏泄，则血行瘀阻，不能正常运行于周身；若疏泄太过，肝气逆乱，则血随气涌，导致血液外溢而不归藏于肝。肝主藏血，又可制约肝的阳气，使之不致亢逆为害，从而保持正常的疏泄功能。

4. 肝主藏血与主筋、其华在爪

筋，即筋膜，是聚于关节，联络骨骼与肌肉的组织。肢体的动作，即由筋和肌肉的收缩、弛张活动而产生。筋得肝血之濡养，才能保持柔韧，从而使人体动作轻捷灵活，因此《灵枢·九针》说："肝主筋。"若肝血不足，筋失所养，则动作迟缓不利，故《素问·六节藏象论》中称肝为"罢极之本"，罢，即疲也。血不养筋，筋脉拘急，还可见手足蠕动，甚或瘛疭等动风症状，故《素问·至真要大论》说："诸风掉眩，皆属于肝。"

爪甲为筋之余续，故有"爪为筋之余"的称谓。爪甲与筋一样，亦须依赖于肝血之濡养，才能保持坚韧红润而有光泽。若肝血不足，爪失其养，则薄脆苍白无华，甚则塌陷或易折。所以《素问·五脏生成》说："肝之合筋也，其荣爪也。"

5. 肝主藏血与开窍于目、在液为泪

目之所以能产生视觉，须赖五脏精气之充养，其中以肝血的充养作用更为突出。肝之经脉上联目系，肝气的疏泄升发作用使肝血上荣于目而视觉灵敏，故《素问·五脏生成》说："肝受血而能视。"若肝血不足，则两目干涩，视物昏花；肝火上炎，则目赤肿痛。正因目在生理功能与病理变化上均与肝有密切关系，故称肝开窍于目。

泪出于目，有濡润、保护眼目的作用，若肝血不足，则泪液减少，两目干涩。所以《素问·宣明五气》说："五脏化液……肝为泪。"

综上所述，在肝的各种生理功能中，主疏泄与主藏血二者是关键环节，掌握了这两方面，进而推理分析，肝的其他生理功能就很容易掌握了，这个推理过程可以简要地概括为图4。

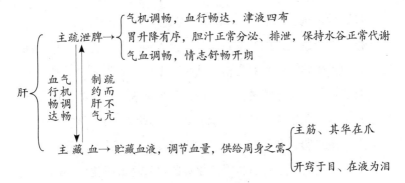

图4 肝脏的生理功能

（五）肾藏精气

肾的生理功能有藏精气，主生长、发育、生殖，主水液，主纳气，主骨生髓，其华在发，在液为唾，开窍于耳及二阴等方面。这诸多功能，可以概括为肾藏精气，其他功能皆由肾所藏的精气而产生。

所谓肾藏精气，是指肾对精气具有封藏作用，从而使精气固秘于内，对人体各方面的生理功能发挥重要作用。正如《素问·六节藏象论》所说："肾者主蛰，封藏之本，精之处也。"

肾所藏的精气，是人体生命活动之本，按其阴阳属性，可以概括为肾阴和肾阳两个方面。肾阴又称元阴、真阴，对人体有滋养、濡润作用。肾阳又称元阳、真阳，对人体有推动、温煦作用。肾阴须赖肾阳之蒸腾，才能发挥作用；肾阳须赖肾阴以滋养，才能来源不竭。可以说，肾阴无肾阳则不化；肾阳无肾阴则不生。正因为肾阴与肾阳之间相互依存、相互制约、相互为用，如同水火内寄于肾，是人体一身阴阳之根本，所以又称肾为"水火之宅"。也正是由于肾中精气的相互作用，才能产生各种生理功能。

1. 肾藏精气

精，是构成人体的基本物质，也是人体生长发育及各种功能活动的物质基础。肾所藏之精，从来源上讲，有先天之精和后天之精两部分。先天之精禀受于父母，与生俱来，是形成胚胎发育的原始物质，所以《灵枢·经脉》说："人始生，先成精。"因为先天之精藏于肾，所以肾又称为"先天之本"。后天之精来自饮食水谷，它是出生之后由脾胃消化吸收水谷精微所化生，归藏于五脏，五脏充盛之后又归藏于肾。即如《素问·上古天真论》所说："肾者主水，受五脏六腑之精而藏之，故五脏盛乃能泻。"肾中的先天之精为后天之精的摄入提供了物质基础，后天之精又使先天之精不断得以充养，二者相互为用，共同构成肾精，从而又化生肾气，形成了肾中精气。

2. 肾藏精气与主生长、发育、生殖

《素问·上古天真论》说："女子七岁，肾气盛，齿更、发长；二七而天癸至，任脉通，太冲脉盛，月事以时下，故有子……七七，任脉虚，太冲脉衰少，天癸竭，地道不通，故形坏而无子也。丈夫八岁，肾气实，发长，齿更；二八，肾气盛，天癸至，精气溢泻，阴阳和，故能有子……七八，肝气衰，筋不能动，天癸竭，精少，肾脏衰，形体皆极；八八，则齿发去。"从这段话可以看出，人体出生之后，由于先天之精和后天之精的相互作用，肾中精气不断充盛，使人体得以充养。首先是齿更、发长；进而产生天癸这种物质，具备了生殖能力；随着年龄的增长，肾中精气由充盛而逐渐衰少，天癸耗竭，生殖能力消退，人也就进入老年。可见，在人体生、长、壮、老的生长、发育、生殖过程中，始终是肾中精气在起作用。

3. 肾藏精气与主水液

所谓肾主水液，是指肾中精气在人体水液输布和排泄的代谢过程中所起的平衡调节作用，这种作用主要是通过肾阳的蒸腾气化实现的。水液入胃，由脾的运化上输于肺，通过肺的宣发、肃降而敷布周身，代谢的浊水则由肺的肃降而下输膀胱。在整个水液代谢过程中，肾阳的蒸腾气化始终起着主宰作用。只有在肾阳的蒸腾气化的推动下，脾、肺才能正常发挥其运化、宣降功能，使水液沿三焦而敷布周身，其代谢后的水液则化为汗、尿与气而排出体外。特别是尿液的形成与排泄，更与肾阳的气化作用密切相关。若肾阳不足，气化不利，则可发生小便不利、尿少水肿等水液潴留的病变。因此，《素问·逆调论》说："肾者水脏，主津液。"

4. 肾藏精气与主纳气

所谓肾主纳气，是指肾有摄纳肺所吸入之自然界清气的作用。人体的呼吸虽为肺所主，但肺所吸入清气，必须下纳于肾，才能保持呼吸平稳而不致表浅。若肾中精气不足，摄纳无权，则可见呼吸表浅，动辄气喘，呼多吸少的病变，这种情况称为"肾不纳气"。

5. 肾藏精气与主骨生髓、其华在发

骨的生长发育，赖骨髓以充养，而骨髓又由肾精所化生，所以称肾"主骨生髓"。《素问·四时刺逆从论》所说："肾主身之骨髓。"即指此而言。齿为骨之余，这说明牙齿也同样要靠肾精以充养。小儿发育迟缓、囟门迟闭、骨软无力、牙齿晚出、老人骨脆易折、牙齿脱落等，均由肾精不足，骨髓空虚而致。

髓有骨髓、脊髓、脑髓之分，三者同出一源，皆由肾精所化生。髓聚而成脑，故《黄帝内经》有脑为"髓海"之称。肾精

充盛，髓海满盈，则反应灵敏、动作轻劲。若肾精亏虚，髓海不足，则反应迟钝、眩晕懈怠。

发的生长靠精、血充养。血液的盈亏可影响发的荣枯，故称"发为血之余"。肝藏血，肾藏精，肝血与肾精可互相化生，而肾精的盛衰亦可直接影响发的荣枯，故又称肾"其华在发"。精血充盛，则发黑亮柔韧。若精血不足，则发无光泽，焦脆易脱，或变白。

6. 肾藏精气与在液为唾

唾与涎均为口中之津，其稠厚者称作唾。足少阴肾经之络脉夹舌本，通于舌下，唾由肾中精气上行所化生，故《素问·宣明五气》说："五脏化液……肾为唾。"

7. 开窍于耳及二阴

耳居头部，主司听觉，赖肾中精气以充养，故称肾开窍于耳。肾中精气充盛，髓海满盈，则听觉灵敏而耳聪。正如《灵枢·脉度》所说："肾气通于耳，肾和则耳能闻五音矣。"若肾中精气不足，髓海空虚，则听力减退，或见耳鸣、耳聋。

二阴，指前阴和后阴。前阴是排尿和生殖器官，后阴是排泄粪便的门户。前后二阴的排泄尿、粪功能及生殖功能，皆由肾的气化作用司理。若肾中精气不足，气化失司，则往往出现大小便排泄和生殖功能的异常。肾阳虚，多见尿频、遗尿、尿失禁或小便不利、尿闭、滑精、早泄、阳痿、大便溏泄或阳虚便秘。肾阴虚，则多见尿少、遗精梦泄、肠燥便秘等。因为肾与前后二阴关系至为密切，故称肾开窍于二阴。

综上所述，在肾的各种功能活动中，藏精气是其关键环节。也正因为肾所藏的精气是人体生命活动之本，所以中医学特别强调肾之封藏作用的重要性。也就是说，肾中精气只宜藏而不宜泄，无论是肾精不足，还是肾气不足，均属虚证。临床上一般将肾精气亏损的病变，按其表现不同而分别称为肾精亏或肾气虚。若精气亏损而又出现阴阳失调的现象，则按其表现分别称为肾阳虚或肾阴虚。一般来说，肾阴虚则见虚热之象；肾阳虚则见虚寒之象。肾阴虚或肾阳虚到一定程度，又常可互相影响，而致阴阳两虚，则按其阴虚及阳虚的先后顺序而分别称为"阴损及阳"与"阳损及阴"。

　　肾的生理功能和病理变化虽较其他四脏复杂，但只要抓住了肾藏精气这个关键环节，进而推理分析，其他生理功能也就容易掌握了，这个推理过程，可以概括为图5。

肾藏
精气
{
充养人体→主生长、发育、生殖

肾中阳气蒸腾气化，平衡调节水液代谢→主水液

摄纳肺所吸入之清气→主纳气

肾精化生骨髓、脑髓，充养骨、齿；肾精充养发→主骨生髓、其华在发

化生唾液→在液为唾

精气上充于耳而耳聪；通过气化作用而司理二阴→开窍于耳及二阴
}

图5　肾脏的生理功能

二、辨虚证当以气血阴阳为纲

《素问·通评虚实论》曰："精气夺则虚。"可见，虚是指人体阴精、阳气之亏乏，亦即正气不足。虚证，则是对人体正气不足所产生的各种病理表现的笼统概括。由于人体的组织结构及生理功能极其复杂，故在病变过程中所出现的虚证亦相当广泛。以八纲辨证而言之，有表虚、里虚、阴虚、阳虚、虚热、虚寒之分。以气血津液辨证而言之，有气虚、血虚、津液亏虚之别。以脏腑辨证而言之，有五脏虚证、六脏虚证之辨。虚证种种，殊难一言以蔽之。但在诸多虚证中，气虚、血虚、阴虚、阳虚则为临床所最常见，且贯穿于各脏腑辨证之中，可以说，它们是辨各种虚证之纲。掌握了这四类虚证的特点，则各种虚证的辨识已大体了然于胸中。笔者从事教学工作多年，常遇到学生在临床实习中对气虚与阳虚、血虚与阴虚分辨不清。究其原因，不能不说是基本概念不清，基础理论未学深、学透。因此，愚以为有必要就此撰文以辨之。

1. 气虚

气，由禀受于父母的先天之气、自然界中的清气与饮食物中的水谷精气相互结合而化生。它是不断运动着的、活力极强的精微物质。它既是构成人体的基本物质，又是维持人体生命活动的基本物质。气在人体的生理功能，可概括为推动、温煦、防御、固摄、气化5个方面。如因某种原因导致气的生成不足或消耗过甚，则出现上述5个方面生理功能低下而产生气虚证。其临床表现可概括为面色苍白或萎黄，畏风寒，易感冒，自汗，倦怠乏力，气短懒言，精神萎靡，舌淡，脉弱。

分析气虚诸症的机理，面色苍白或萎黄与舌淡，一方面是因气虚推动血液运行的功能低下，血液不能上荣于面与舌所致；另一方面则因气化功能低下，精微物质不能化生血液，从而使血液生成不足所致。脉弱，亦是因气虚推动功能低下，而导致血液在经脉中运行搏动无力。畏风寒是因气虚而温煦功能低下，致使人体不耐风寒而畏之。易感冒，则是气虚防御功能低下，不能抵御外界邪气的表现。自汗，乃气虚固摄功能低下，表气不固，腠理疏松，而使汗液自泄。因气虚而导致人体各方面功能低下，其生命活力亦下降，因而出现倦怠乏力、气短懒言、精神萎靡等一系列衰惫之象，可以概言之——气虚则神衰。

上述气虚症状，是人体各脏腑气虚的共同表现，也可以说是气虚证的共性。掌握了这共性，再结合五脏六腑各自的生理功能分析，各脏腑气虚的证候，即其个性，就很容易掌握了。兹以心、肺、脾、肾为例，简述如下。

（1）心气虚：气虚诸症再加心悸、怔忡。

心主血脉，血液赖心气推动而在经脉中运行。心气虚，则推动无力，血行迟缓，心失所养，故心中悸动不安，甚则惶恐易惊。

（2）肺气虚：气虚诸症再加少气不足以息，动则气短虚喘，气不接续。

肺主气而司呼吸，气之吸入呼出，赖肺气以推动。肺气虚，则推动无力，气之吸入呼出艰难，故少气而呼吸无力，动则气耗，故呼吸更难接续而喘。

（3）脾气虚：气虚诸症再加纳呆食少，腹胀便溏，面浮肢肿，或见出血，或见脱肛、子宫脱垂、脏器下垂。

脾主运化，主升清，主统血。脾气虚而运化失权，水谷不得运化则纳呆食少。水湿不得运化则停聚，若下注大肠则便溏，泛溢于肌肤则水肿。气虚推动无力，清气不升，浊气不降，则腹胀。应当说明的是，此类腹胀属虚性胀满，不得与气滞之实证混淆。若脾气虚而统摄血液功能失权，则可见出血，称为脾不统血。若脾气虚而下陷，升举无力，则可见脱肛、子宫脱垂、脏器下垂。

（4）肾气虚：气虚诸症再加尿频、遗尿，男子早泄、滑精，女子带下清稀，胎动易滑，或呼多吸少，动辄喘甚。

肾为封藏之本，气化之根，主纳气。肾气虚则气化失权，封藏失职，故见尿频、遗尿，男子早泄、滑精，女子带下清稀，胎动易滑。肾气虚而摄纳失权，气不下归，故见呼多吸少，吸气困难，动辄喘甚，称为肾不纳气。

2. 阳虚

阳，即人体的阳气，根源于肾，称为肾阳，又称元阳、真阳，又称为命门真火者。它禀受于父母，来自先天，又赖后天水谷精气不断补充，它是人体一身阳气之根本，是生命活动的原动力，各脏之阳气皆由此而发，对人体起着温煦、推动和气化作用。阳与气，既有联系亦有区别。简言之，二者属性皆为阳。其中气是由物质代谢而产生的人体各种功能活动的概括；而阳则是功能活动与人体热能的综合体现。因此，气虚证多表现为功能低下；而阳虚证则除功能低下外，更因热能不足而呈寒象。如因先天不足或后天失养，或阳气消耗过甚，则产生阳虚证。临床表现可概括为面色㿠白或黧黑，畏寒，肢冷，眩晕，自汗，倦怠嗜卧，气短，懒言，精神萎靡，周身浮肿，舌淡胖或青紫，脉沉迟而弱。

分析阳虚诸症的机理，面色㿠白与舌淡胖，一方面是因阳虚对血液失于温煦与推动，使血液不能上荣于面与舌；另一方面则因阳虚对水液失于温煦与推动，使水液停聚，而致面㿠白而虚浮有水光，舌体水肿而胖大。若阳虚甚而阴寒盛，血液因寒而凝滞，则面色黧黑，舌色青紫。阳虚则人体热能不足而温煦功能衰减，阳气不达于周身，尤其是四肢，故出现畏寒肢冷。阳虚而清阳不升，浊阴上泛，则头晕目眩。阳气虚，固摄失司，则自汗。阳虚气怯，功能低下，则倦怠嗜卧，气短懒言，精神萎靡。阳虚气化失权，水液不布，停聚潴留，泛溢肌肤，则周身浮肿。阳虚鼓动无力，血行迟滞，故脉沉迟而弱。

上述阳虚症状，是人体各脏腑阳虚的共同表现，也可以说是阳虚证的共性。在这一共性的基础上，再结合五脏六腑各自的生理功能去分析，各脏腑阳虚的证候，即其个性，就很容易掌握了。兹以心、脾、肾为例，简述如下。

（1）心阳虚：阳虚诸症再加口唇、爪甲泛紫，心痛，脉微细。

心主血脉，血液赖心阳之温煦、推动而在经脉中运行。心阳虚则温煦失权，推动力衰，因而血液凝滞，运行艰涩，呈现瘀滞状态，其口唇、爪甲泛紫，即血瘀之象。心血瘀滞，血脉痹阻，不通则痛，故见心痛。心阳鼓动无力，心搏力衰，则脉搏微细。

（2）脾阳虚：阳虚诸症再加纳呆食少，大便溏薄清稀无臭味，或妇女带下量多而清稀，肢体困重。

脾主运化，水谷之消化吸收及水液之代谢皆赖脾阳之温化。

脾阳虚，温化失权，水谷不能温化而消化吸收能力低下，故纳呆食少。水液失于温化而停聚，其下注大肠则大便溏薄清稀而无臭味；下注胞宫则妇女带下量多而清稀；泛溢肌肤、四肢则浮肿肢重。

（3）肾阳虚：阳虚诸症再加腰膝冷痛，心悸，咳喘，久泻不止，完谷不化，五更泄泻，男子阳痿，精冷不育，妇女宫冷不孕。

肾阳为一身阳气之根本。肾阳虚，则一身阳气皆衰。肾主骨，腰为肾之府，肾阳虚而温煦失权，则腰膝冷痛。肾主水，肾阳虚不能温化水液，则寒水内停，上凌于心则心悸；上射于肺则咳喘。肾阳虚而火不暖土，脾阳亦虚，水液下注则久泻不止，完谷不化，五更泄泻。肾主生殖，阳虚鼓动无力，则男子阳痿；温煦失权则男子精冷不育，妇女宫冷不孕。

3. 血虚

血，源于脾胃所消化吸收的水谷精微，主要由营气和津液所组成。同时，精和血也可以相互资生和转化。血是由心气推动而在脉中不断运行着的红色液体。它既是构成人体的基本物质，又是维持人体生命活动的基本物质。血液在脉中循行不息，灌注周身，无处不到，其在人体的生理功能可概括为营养和濡润作用，如因某种原因导致血的生成不足或消耗过甚或出血过多，则产生血虚证。其临床表现可概括为面色苍白无华或萎黄，口唇、爪甲苍白，眩晕，肢麻，毛发焦枯，皮肤干燥，妇女月经量少、色淡，甚或闭经，舌淡苔白，脉细。

分析血虚诸症的机理，血为红色液体，血液充盈则面色、唇、舌、爪甲红润，血虚则苍白无华或萎黄。血虚而清窍失养，故头晕目眩，视物昏花。血虚失于濡养，则四肢或肢端发麻，皮肤干燥。发为血之余，血虚不荣于毛发，故毛发焦枯。血虚则脉管空虚收缩，故脉细。

上述血虚症状，是人体各脏腑血虚的共同表现，也可以说是血虚的共性。在这一共性的基础上，再结合五脏六腑各自的生理功能去分析各脏腑血虚的证候，即其个性，就很容易掌握了。兹以心、肝为例，简述如下。

（1）心血虚：血虚诸症再加心悸怔忡，失眠，健忘。

心主血脉而又赖血液以濡养，心血虚而心失所养，则心中悸动不安。心藏神，而血为神志活动的物质基础，血虚而神失所养，则心中惶恐，惊惕不安而为怔忡或健忘。心不藏神，则失眠。

（2）肝血虚：血虚诸症再加视力减退或雀盲，夜寐多梦，关节拘急不利，手足颤抖，肌肉瞤动。

肝藏血而开窍于目，目得血而能视，肝血虚则目失所养而视力减退，甚或成雀盲。肝藏血，血舍魂，肝血虚而魂不守舍，则夜寐多梦，甚或噩梦纷纭。肝主筋，筋脉肌肉赖肝血以濡养，肝血虚而筋脉肌肉失养，则筋脉拘急，关节屈伸不利，手足颤抖，肌肉瞤动，称为血虚生风。

4. 阴虚

阴，即人体的阴液，包括精、津液与营阴（血中津液），根源于肾，称之为肾阴，又称之为元阴、真阴。它禀受于父母，来自先天，又赖后天水谷精气不断补充，是人体一身阴液之根本，是生命活动的原始物质，各脏腑之阴液皆赖其滋生，对人体起着濡养、滋润作用。阴之与血，既有联系，亦有区别。简言之，二者属性皆为阴，均对人体有营养和濡润作用。其中血是运行于脉中的红色液体；而阴则既包括运行于脉内的血，还包括运行于全身各处的液态物质。因此，血虚证多表现为面色、唇、舌、爪甲色淡而呈苍白无华，脉细；而阴虚证则因阴不制阳，阳气相对有余而出现虚热之象，特别是血中津液的不足，致使血液浓缩，而使面色、唇、舌之色较之常人更红，脉既细且数。如因先天不足或后天失养，或阴液消耗过甚，则产生阴虚证，其临床表现可概括为潮热、盗汗、五心烦热、颧赤唇红、口燥咽干、溲黄、便干、舌干红少苔或无苔、脉细数。

分析阴虚诸症的机理，阴虚则阳相对有余而虚热内生，夜间阳入于阴（卫气循行于体内），则阴更不能制阳而发潮热。热蒸津液外渗，则盗汗。虚热循阴经而外发，则五心烦热。阴虚而血中津液不足，血液浓缩，又加虚热鼓动，血充于上，故颧赤唇红，舌红。阴虚津亏失于濡润，则口燥咽干，溲黄，便干，舌干少苔或无苔。脉细为阴虚血脉不充之象，数为虚热鼓动，血行加速之征。

上述阴虚症状，是人体各脏腑阴虚的共同表现，也可以说是阴虚的共性，在这一共性的基础上，再结合五脏六腑各自的生理功能去分析各脏腑阴虚的证候，即其个性，就很容掌握了。兹以心、肺、肝、肾为例，简述如下。

（1）心阴虚：阴虚诸症再加心悸怔忡，失眠，健忘。

心阴虚而心失所养，则心悸。神失所养则怔忡，健忘。心不藏神，则失眠。

（2）肺阴虚：咳嗽无痰或痰少而黏，甚则痰中带血，声音嘶哑。

阴虚内燥，肺失濡润，其气上逆，则为咳嗽。阴虚内热，津液被灼，聚而为痰，故痰少而黏。热伤肺络，血液外溢，则痰中带血。阴液不足，津不上承，咽喉失润，则声音嘶哑。

（3）肝阴虚：阴虚诸症再加眩晕，目涩，胁肋灼痛，或见手足蠕动。

肝阴不足，清窍失养，则头晕眩，两目干涩。足厥阴肝经过两肋，肝阴不足，虚火灼络，故胁肋灼痛。肝阴虚则筋脉失养而拘挛，故手足蠕动，称为阴虚动风或虚风内动。

（4）肾阴虚：阴虚诸症再加眩晕，耳鸣，腰膝酸软，心烦，失眠，形体消瘦，男子阳强遗精，妇女经少、闭经或崩漏。

肾主骨生髓，脑为髓海，耳为肾窍，肾阴不足，髓海不充，耳窍失养，故眩晕耳鸣。腰为肾之府，肾阴虚而腰膝失养，则腰膝酸软。肾阴虚则肾水不能上济而心火独亢，内扰心神，故心烦、失眠，称为心肾不交。阴亏而肌肤失于濡养滋润，故形体消瘦。肾阴虚而相火旺动，可发为男子阳强易举；相火扰动而精关不固，则可见遗精。妇女之月经乃阴血化生，阴血亏损，化源不足，则月经量少或闭经。若虚热内扰冲任，血海不藏，亦可导致崩中漏下或胎漏、胎动不安等。

综上所述，气虚、阳虚、血虚、阴虚概括了各脏腑的虚证，因此可以把它们视为辨各种虚证之纲。只要掌握了这4类虚证各自的特点，各种虚证的辨别并不困难。兹将气虚、阳虚、血虚、阴虚4类证候列表1。

表1　气虚、阳虚、血虚、阴虚临床表现及特点

证候	临床表现	特点
气虚	面色苍白或萎黄，畏风寒，易感冒，自汗，倦怠乏力，气短懒言，精神萎靡，舌淡脉弱	功能低下之象

证候	临床表现	特点
阳虚	面色㿠白或黧黑，畏寒肢冷，眩晕，自汗，倦怠嗜卧，气短，懒言，精神萎靡，周身浮肿，舌淡而胖或青紫，脉沉迟而弱	功能低下，热能不足，呈寒象
血虚	面色苍白或萎黄，口唇、爪甲苍白，眩晕，肢麻，毛发焦枯，皮肤干燥。妇女月经量少色淡，后期甚或闭经，舌淡苔白，脉细	血失荣润，面、唇、舌、爪甲色淡
阴虚	潮热，盗汗、五心烦热，颧赤唇红，口燥咽干，溲黄，便干，舌红少苔或无苔，脉细数	阴虚内热，面、唇、舌色红

三、阴虚发热与阳虚发热辨

阴虚与阳虚均可导致发热，而且多表现为低热（体温38℃左右，或患者自觉发热但体温并不升高），这已被临床反复验证。但二者的病机绝然不同，临床表现亦大有差异，治法更有补阴与补阳之别。然而临床对二者的描述及病机分析往往含混不清，甚至有将其病机混为一谈者。为此，笔者不揣愚陋，对阴虚发热与阳虚发热进行辨析，并请同道斧正。

（一）阴虚发热

1. 病变机理

阴虚，属阴阳失调的病变。是因先天禀赋不足，或疾病过程中阴液耗损，或多产房劳，或过食温燥食物、补品及药物而导致的阴液（血、精、津、液）不足的病理变化。阴虚，一般以肝肾阴虚为主，特别是肾阴，因其为一身阴液之根本，故阴虚证候主要表现为肾阴不足诸症。根据阴阳相互对立制约的理论，阴虚则阳失制约而相对偏亢，即阴不足而致阳相对有余，从而出现热象。但这种热象的产生并非阳有余，而是因阴不足而致阳相对有余，故这种热属虚热，称为阴虚发热。因其阴虚于内，阳亦相对亢盛于内，其虚热亦发自于内，所以又有"阴虚内热"之称，因其并非阳热有余，而是虚热内生，故临床多见低热。

2. 临床表现

低热，潮热，盗汗，五心烦热，两颧红赤，形体消瘦，腰膝酸软，眩晕，耳鸣，寐少梦多，男子阳强遗精，妇女经少、经闭或崩漏，每于经期或经后低热，舌红少苔，脉细数。

阴虚而生内热，故见低热。潮热，是指其发热如海潮之涨落，时间有规律，此类患者的发热时间多以夜间为主。究其原因，是因为人体阳气（卫气）循行有固定的规律。由于白天人体活动需要阳气鼓动，故阳气昼行于阳（循行于体表，供给生命活动需要）；而夜间静止状态下人体需要阳气相对减少，故阳气夜行于阴（循行、潜藏于体内，蓄积能量，供给白昼需要）。由于夜间阳入于阴（循行、潜藏于体内），体内阳气必然更盛，而此类患者本自阴虚不能制阳，夜间阳入于内，则其阴更不能制阳而阳更相对有余，因而每于夜间低热发作。盗汗是指入睡则汗出，而醒则汗止。论其病机，与潮热相同。因入睡后人体阳入于阴，体内有余之阳气蒸动不足之阴液，汗乃自出，即《黄帝内经》所谓"阳加于阴谓之汗"。醒后阳出于阴，体内阳气行于表，"加于阴"之力减弱，故汗乃自止。五心烦热，是指两手、足心及心胸部发热。阴虚内热，其热必循阴经而外发，亦必从经脉循行部位上的腧穴而外散。手厥阴心包经之劳宫穴在手心；足少阴肾经之涌泉穴在足心；阴脉之海——任脉之膻中穴在心胸部，阴经虚热从这几个部位外发，故见五心烦热。虚火上炎，两颧充血，故色见红赤。因其虚火自内而上炎，使血充盈于颧部之经脉中，故其红色鲜泽而自皮内透出。阴液不足，肌肤失于濡养，则形体消瘦。肾主骨生髓，腰为肾之府，肾阴不足，腰膝失养则酸软。脑为髓海，耳为肾窍，肾虚不充于清窍，则眩晕，耳鸣。心藏神，肝藏魂，心阴虚而虚热内扰，致心不藏神，则少寐；肝阴虚而虚热内扰，致魂不守舍，则梦多。肾阴虚而相火鼓动，故男子阳强而阴茎易举；相火扰动而致精关不固，则每见遗精。妇女之月经，乃阴血所生，阴血不足，化源匮乏，自然月经量少或闭经。若虚热内扰冲任，血海不藏，亦可见崩中漏下。经期或经后期阴血亏损，不能制阳，使阳偏盛于内，故每见低热。阴不足而血液黏稠，故见舌红，阴液不能正常蒸化以生舌苔，则见苔少。脉细为阴虚而血脉不充之兆，数乃虚热鼓动而血行加速之征。

3. 治法方药

阴虚发热者，其病以阴虚为本，发热为标，故治疗重点在于滋阴，阴液充则阳得其制而热自消，即《黄帝内经》王冰注所云："壮水之主，以制阳光。"若其热势较显，亦可在滋阴的基础上，佐以清热、透热。具体方药，可根据病情之轻重，病位之浅深，斟酌选取。常用者如六味地黄丸（熟地黄、山茱萸、怀山药、牡丹皮、茯苓、泽泻）、左归丸（熟地黄、山药、枸杞子、山茱萸、川牛膝、菟丝子、鹿角胶、龟甲胶）、大补阴丸（熟地黄、龟甲、猪脊髓、知母、黄柏）、两地汤（生地黄、地骨皮、玄参、麦冬、白芍、阿胶）、青蒿鳖甲汤（青蒿、鳖甲、细生地、知母、牡丹皮）等。

（二）阳虚发热

1. 病变机理

阳虚，亦属阴阳失调的病变。是因先天禀赋不足，或疾病过程中阳气耗损，或饮食失调，劳倦内伤而导致的阳气不足的病理变化。阳虚，一般以脾肾阳虚为主，特别是肾阳，因其为一身阳气之根本，故阳虚证候主要表现为肾阳不足诸症。根据阴阳相互对立制约的理论，阳虚则阴失制约而相对偏盛，即阳气不足，其温煦、推动功能减退，脏腑经络的功能衰减。导致气化失权，阴液（血、精、津、液）运行迟滞，水液停聚不化而阴寒内盛，从而出现寒象。但这种寒象的产生，并非阴有余，而是因阳不足而致阴寒内盛，故这种寒属虚寒，称为"阳虚内寒"或"寒从中生"。阳虚之证，其阳气愈虚则阴寒愈盛，而阴寒愈盛，则阳气愈伤，在病变发展过程中，阳虚与阴盛二者互为因果，形成恶性循环。发展到一定程度，即可见阳虚发热。所谓阳虚发热，即阴盛格阳而导致的真寒假热。是由于阳气虚而阴寒内盛，其阴寒格拒虚阳，逼迫阳气浮越于外，而呈现某些热象。因其阳虚寒盛为病变之本质，而所出现之热象为假象，故称为"真寒假热"，此类证候，每见于病变的危重阶段。

2. 临床表现

发热，肢冷，面赤如妆，口渴不欲饮或喜热饮，倦怠乏力，精神萎靡，小便清长，大便溏薄，舌淡、苔白润，脉沉迟无力或虚大。

阴寒内盛，格阳于外，浮阳外越，故见发热。发热虽为热象，但此类患者发热并不恶热，反而喜暖畏寒，并见四肢厥冷。可知其并非阳有余，而是阳气虚，阴寒盛之真寒假热，即张仲景所云："患者身大热，反欲得衣者，热在皮肤，寒在骨髓也。"其四肢厥冷，乃因阳虚不达于四末，阴阳气不相顺接所致。面赤如妆，见之于临床，表现为面色㿠白而两颧略红，其红色浅淡如胭脂轻轻涂于皮肤表面，浮红娇嫩，时隐时现。究其机理，是因阴寒内盛，格阳于外，致虚阳上浮，如一抹残阳戴于两颧，故又称"戴阳证"。面赤虽为热象，但乃因残阳浮越所致，故属假热。口渴似属热象，但其不欲饮或喜少量热饮，可知并非热伤津液，而是阳虚不能化津，津不上承所致。阳气虚而功能低下，故见倦怠乏力，精神萎靡。阳虚而不能布津，水液下行，故小便清长，大便溏薄。舌淡为阳气虚无力鼓动血行之兆，苔白润为津液不布，水液停聚之征。阳虚鼓动无力，则脉象沉迟无力。脉虚大者，是指轻取浮大而按之虚软无力，由其按之虚软无力可知阳气不足，而浮大则是虚阳浮越扰动之象。

3. 治法方药

阳虚发热者，其病以阳气虚而阴寒内盛为本，发热为假象，故治疗应着眼于温里回阳，甚则回阳救逆，阳气回复则阴霾自消而假热亦除，即《黄帝内经》王冰注所云："益火之源，以消阴翳。"具体方药，可根据病情斟酌选取。常用者如四逆汤（生附子、干姜、炙甘草）、参附汤（人参、附子）、回阳救急汤（熟附子、干姜、肉桂、人参、白术、茯苓、陈皮、炙甘草、五味子、半夏）等。

（三）阴虚发热与阳虚发热辨析

1. 病机之辨

阴虚发热，乃阴虚不能制阳，以致阳相对有余而产生的虚热，阴虚为本，虚热为标。

阳虚发热，乃阳虚温化失权，阴寒内盛，格阳于外，逼迫阳气浮越于外而产生的假热，阳虚为本，阴寒为标，热为假象。

2. 证候之辨

阴虚发热，临床表现多为虚性亢奋，每见低热，并伴盗汗等阴虚之象。其面色红在两颧，且红色鲜泽而自皮内透出。其舌红而少苔，脉细而数。

基础理论篇

阳虚发热，临床表现多为功能低下，其虽发热而肢冷，且喜暖畏寒。其面色红虽亦见于两颧，但浮红娇嫩，颜色浅淡，时隐时现。其舌淡而苔白润，脉沉迟无力或虚大。

综上所述，阴虚发热与阳虚发热二者虽均属虚热，但二者病机与临床表现有水火之别，无论从理论上，还是于临床实践中均应加以区分，方能正确辨证论治。

四、胃气、胃阴、浊气与舌苔

（一）胃气、胃阴与浊气是舌苔形成的物质基础

清代医学家章楠（虚谷）每将舌体上生成舌苔比喻为地上之生草。这种比喻是非常恰当而又形象化的。草之生长，必具备土地、阳光、水分、肥料几个要素。若土地肥沃，阳光常照，水分充足，则草之生长茂盛。反之，则草稀疏枯萎，甚或寸草不生。在舌苔的生成中，胃气、胃阴、浊气这几个要素，亦缺一不可。胃，在五行属土，舌苔之与胃，若草之与土地；舌苔之与胃气，若草之与阳光；舌苔之与胃阴，辟若草之与水分；而舌苔之与浊气，则若草之与肥料。

胃，主受纳、腐熟水谷，人体赖以生存的后天营养物质皆由此而化生，故中医学历来非常重视胃的生理功能，称其为"水谷气血之海""后天之本"。胃气，则是胃的生理功能的具体体现。正常舌苔的生成，离不开胃气的熏蒸作用。胃体阳而用阴，也就是说，胃气发挥其正常生理功能，也要靠胃阴的濡润。当然，胃阴也是舌苔生成的基本物质。此外，在人体的新陈代谢过程中，体内要不断产生和排出代谢的废物，这些废物，中医学称之为浊气。浊气不断产生并不断排出，但总有一部分存于体内。这部分体内的浊气，也是生成舌苔的基本物质。由此可见，舌苔是由胃

气熏蒸胃阴与浊气，使之均匀地分布于舌面而生成。由于正常人胃气充盛，胃阴充足，代谢过程中存在于体内的浊气有而不多，故其舌苔薄白且不燥不滑，干湿适中。因舌苔是由胃气自内熏蒸而生，故如植根于舌体，刮之不去，称为"有根"。

望舌苔，分望苔质与望苔色两部分。苔质，指舌苔的质地，如厚薄、润燥、腐腻、剥落及有根、无根等状况。苔色，是指舌苔的颜色。望苔质，重点在于诊察正气的盛衰、存亡与邪气的轻重、浅深。望苔色，则重点在于诊察邪气的性质。苔质，是望舌苔的重点。在病变过程中它集中反映了胃气、胃阴与浊气的变化情况，故本文旨在重点论述苔质的变化。

（二）胃气、胃阴与浊气的变化在舌苔上的反映

1. 胃气虚的舌苔变化

胃气虚反映在苔质上的变化，主要是舌苔部分剥落或全部剥落及出现无根之浮苔。

本有舌苔，而在病变过程中，逐渐或骤然出现剥落的，称为剥苔。舌前部剥落者，称为前剥苔；舌中部剥落者，称为中剥苔；仅舌中心有小块舌苔而四周剥落者，称为鸡心苔；舌苔不规则地斑驳剥落，界限分明者，称为花剥苔；舌苔大片剥落，边缘苔厚，界限清楚，形如地图者，称为地图舌；舌苔全部剥落，舌面光洁如镜面者，称为光剥舌或镜面舌。无论舌苔剥落部位及程度如何，其机理总为胃气虚而不能熏蒸以生苔，若始有舌苔而逐渐剥落，标志胃气渐伤；若骤然大片剥落，则意味胃气大伤，病情严重；若剥苔经治疗后而渐生，则表示胃气渐复。

苔之有根，赖于胃气之熏蒸，其苔紧贴舌面，刮之不去，是为真苔。若舌苔浮涂于舌面，刮之即去，去不复生，舌面光洁

者，是为无根之苔，亦称假苔。假苔之生成原因有二：一为原有真苔，而病中胃气大伤，不能熏蒸以生新苔，原有之苔不得胃气之熏蒸而失其根，浮于舌面，变为假苔，犹似无根之草，拂之即去。一为胃气大伤，舌本光滑如镜，但因胃气伤而和降之令不行，致使浊气上泛，浮于舌面，而生假苔，这种无根之假苔，往往垢浊松浮，因其无胃气为根基，故刮之即去。

应当说明的是，胃气虚与胃阴虚均可出现剥苔及假苔，二者之鉴别，在于舌质。胃气虚者，因气虚推动无力，血不上荣于舌，其舌色必淡，甚或淡白。若脾胃气虚，水湿不化，浸渍舌肌，则舌体水肿而呈胖嫩舌。一般来说，胃气虚之剥苔及假苔，每与淡白胖嫩舌并见，因其津液未伤，故苔虽剥但不燥。

胃气虚而见剥苔或假苔，治疗当以补益胃气为先，常用药物如人参、党参、黄芪、炙甘草等。健脾益气之品亦可加入，如茯苓、白术、生薏苡仁等。常用方剂如补中益气汤、四君子汤、参苓白术散、黄芪建中汤等。

2. 胃阴虚的舌苔变化

胃阴虚反映在苔质上的变化，亦主要表现为舌苔剥落及出现无根之苔。

其舌苔剥落的机理，乃胃阴不足，胃气无所蒸化。其假苔之生成，原因亦有二：一为原有真苔，因病中胃阴大伤，蒸化乏源，后续之新苔不生，而原有之苔因无后续而失其根，浮于舌面，变为假苔。一为胃阴大伤，舌光如镜，但因胃阴伤而胃失和降，致浊气上泛，浮于舌面而生假苔。

从苔质上看，胃阴虚者，因其津液大亏，血中津液亦不足，致血液浓缩而颜色变深，故舌色亦呈鲜红或深红色。因津亏而舌肌失养，可致舌体瘦薄、裂纹，甚或痿软、强硬。一般来说，胃阴虚之剥苔及假苔，每见舌质红而瘦薄、有裂纹，甚则舌态或痿软，或强硬，因其津液大伤，故其苔既剥且燥。

胃阴虚而见剥苔或假苔，治疗当重在补益胃阴，常用药物如麦冬、生地黄、玄参、沙参、石斛、玉竹、天花粉等。常用方剂如益胃汤、沙参麦冬汤等。

3. 浊气盛的舌苔变化

水液代谢障碍可导致水湿停聚而形成痰、饮、水、湿，饮食消化吸收障碍可导致食停胃脘而形成食积，水谷糟粕传导失司可导致粪便停滞于大肠而成燥屎。上述代谢产物的停聚均可使体内浊气蓄积，其由胃气熏蒸而上，则可使舌苔增厚而成为厚苔。一般来说，浊气越盛，则舌苔越厚，而厚苔又有腐腻之别。苔质颗粒大而疏松，如豆腐渣松散堆积于舌面，刮之可去，去而复生者，为腐苔，乃食积或痰浊上蒸而生。苔质颗粒细腻致密，如油脂平铺舌面，刮之不去者，为腻苔，乃痰饮水湿上蒸而生。若便秘不下，燥屎内结，则可见苔厚而燥。若厚苔经过治疗而渐薄，是浊气渐去之兆。若厚苔而又见剥落，则是浊气盛而胃气、胃阴已伤之象。

浊气盛而致舌苔厚，治疗当祛其浊气，具体治法，应视其浊气类别而定。若痰饮水湿停聚者，当用祛痰、化饮、行水、祛湿之法，常用药物如半夏、天南星、瓜蒌、贝母、茯苓、白术、泽泻等；若食积内停者，当用消食导滞法，常用药物如山楂、神曲、麦芽、鸡内金等；若燥屎内结者，当用通下法，视其情况，可选用大黄、芒硝、番泻叶等药物攻下，或用火麻仁、郁李仁等药物润下。

综上所述，舌苔的生成及变化，与胃气、胃阴、浊气的关系至为密切，因此临床应仔细观察，为诊断治疗疾病提供可靠的依据。

五、血与神志病变的辨治

在正常生理状态下，血量充足，温度适宜，运行流畅，能正常供给神志活动的需要，则精神饱满，意识清晰，思维敏捷。如因各种原因而导致血量不足（血虚）或温度失常（血热、血寒）或运行艰涩（血瘀），均能导致神志失常的病理变化，现分述如下。

（一）血虚

血虚，是指血量不足的病变。一旦形成血虚证候，则出现人体周身失养及神志失常的病理变化。

1. 血虚失荣

血虚之证，其神志改变多表现为精神萎靡。治当补血，以四物汤为代表方剂。但治血虚之证还要考虑到血与气的关系。血之与气，如影随形，血虚者，气亦不足，而气虚则血无以化生，故在补血剂中，一般亦当加入补气药物。方如归脾汤、当归补血汤等。

2. 亡血气脱

亡血而气脱之证，其神志改变多表现为神识不清或昏迷。治当补气敛阴，生脉固脱，方用生脉散。若出血仍不止而气随血脱之势急迫，应遵循"有形之血不能速生，无形之气所当急固"的原则，以补气固脱为急务，用大剂量独参汤以收逆流挽舟之效。若见汗出肢冷之亡阳重症，则当急用参附汤以补气固脱，回阳救逆。俟阳气回复后，再投以补血剂，收其补血之功。

（二）血热

血热，一般是指血液温度升高的病变。其产生原因，有内伤与外感之别。本文主要论述外感热病中血热而引起的神志病变。

外感热病的血热证，多见于温热病过程中。外感温热邪气入里，深入血脉，即称为血分证。而根据其发展过程及临床表现的不同，血分证又有实热证与虚热证之分。

1. 血分实热

血分实热之证，以出血及躁扰昏狂的神志改变为特征。治当凉血散血。凉血者，清其血分之热以降其温。散血者，一指用养阴生津药物补充血中津液，使其津液充足而不致黏滞成瘀；一指用活血之品以促进血行，消散其瘀滞。凉血散血法，既有凉血以止血之长，又有养阴以散瘀之功，其方剂以犀角地黄汤为代表（水牛角代、干地黄、赤芍、牡丹皮）。

2. 血分虚热

血分虚热之证，多见于温病后期，因热邪耗伤肝血肾精而成邪少虚多的虚热证，以阴血大亏及神倦昏睡的神志改变为特征，治当补阴养血，以清虚热，药物当以甘寒为主。视其病情轻重，可用加减复脉汤、二甲复脉汤、三甲复脉汤、大定风珠。

（三）血寒

血寒，是指血液温度降低的病变。其产生原因有内伤与外感之分，而无论内伤与外感之血寒证，均有实寒与虚寒之分。

一般来说，实寒证，寒邪虽盛而阳气未衰，故血液温度未必降低，神态变化也并不明显。而虚寒证，则因阳气大伤，人体热能不足，致使血液温度亦降低，神志活动也发生明显变化，主要表现为"但欲寐"，即昏昏欲睡，甚至昏迷。故本文主要论述虚寒证而引起的神志病变。至于产后血晕，虽属实寒证，但因其病机在于寒凝血瘀，由瘀血而引起神志变化，故将在下文"血瘀"中论述。

阳虚血寒之证，治当温里回阳，其代表方剂为四逆汤、回阳救急汤。

（四）血瘀

血瘀，是指血液在运行过程中不能畅通而发生障碍的状态。若血行不畅，瘀阻于经脉、脏腑；或血液停聚不行；或离经之血停聚于体内，则均称为瘀血。可以说，血瘀是形容词，是指血液运行的状态；而瘀血则是名词，是由血瘀而形成的病理产物。由血瘀进而产生瘀血的原因，一是由气虚、气滞、血寒、血热导致血行不畅而瘀于体内；一是由各种原因导致血不循经，溢出脉外，离经之血停聚于体内。一般来说，气虚血瘀、气滞血瘀与离经之血所形成的瘀血，其神志变化并不明显。而热凝血瘀与寒凝血瘀所形成的瘀血，则往往影响神志，故本文主要论述此二者所引起的神志病变。

1. 热凝血瘀

热凝血瘀之证，又称蓄血证，其神志改变多表现为如狂或发狂。治当凉血逐瘀，视其病情选用桃核承气汤或抵当汤。

2. 寒凝血瘀

寒凝血瘀之产后血晕，其神志改变多表现为神识昏迷。治当活血逐瘀，方用《证治准绳》之夺命散（没药、血竭）合清魂散（人参、荆芥、泽兰叶、川芎、甘草、童便）加当归。

六、痰与神志病变的辨治

痰，是由各种原因导致人体水液代谢障碍所形成的病理产物。它一旦形成之后，又能引起人体生理活动失常而发生多种病变，故又可将它归属于致病因素。痰的概念比较广泛，一般分两大类：一是指能咳吐而出，视之可见的痰液，称为"有形之痰"；一是指虽不能咳吐而出，但其为病有痰的表现，这种情况，称为"无形之痰"。

神志，是指人的精神、意识、思维活动。它由心主宰，以血为物质基础。如血液充足，心脏功能正常，则精神健旺，意识清晰，思维敏捷。如各种原因导致心的功能失常，往往引起神志的改变，其中最常见的就是因痰对心的影响而引起的神志病变。由于这种痰并不由咳吐而出，故称为"无形之痰"。由痰而引起的神志病变，在内伤病与外感病中均可发生，在内伤病中常见痰火扰心与痰蒙心窍；在外感病中，常见痰热蒙蔽心包与湿热酿痰蒙蔽心包，现分述并鉴别比较如下。

（一）内伤病

内伤病中由痰而导致的神志病变，往往由情志所伤而发。究其病机，则因情志失常，气机逆乱，导致水液代谢障碍而生痰，由痰影响心主神志的生理功能而引起神志失常。由于人的禀性不同，情志刺激的形式有异，故神志病变的临床表现也有躁狂与抑郁之别。

1. 痰火扰心（躁狂性神志失常——狂证）

临床表现：急躁易怒，心烦不寐，面红目赤，甚则神志狂乱，妄语打人，不避亲疏，登高而歌，弃衣而走，舌红苔黄腻，脉弦劲滑数。

本证之发生，多见于性情刚烈急暴之人，每因突然遭受强烈的精神刺激而引起。如突发恼怒，暴怒伤肝，则气机逆乱，郁而化火，火盛而灼液成痰，痰火相夹，上扰心神，以致神志失常。肝火内盛，则急躁易怒。火邪上炎，气血上涌，则面红目赤。痰火扰心，心不藏神，则心神外越，轻则心烦不寐，甚则神志狂乱，躁动不安，妄语打人，不避亲疏，登高而歌，弃衣而走。舌红苔黄，脉弦劲而数，是气郁火炽之象；苔腻，脉滑乃痰盛之征。

痰火扰心之证，乃肝火夹痰上扰心神，治当凉肝泻火，清心涤痰，方用当归龙荟丸（当归、龙胆草、栀子、黄连、黄芩、黄柏、大黄、青黛、芦荟、木香、麝香）合礞石滚痰丸（青礞石、沉香、大黄、黄芩、厚朴、芒硝）。

2. 痰蒙心窍（抑郁性神志失常——癫证）

临床表现：情怀抑郁，表情淡漠，神识呆痴，喃喃自语，语无伦次，或向隅而泣，或幻视幻听，举止失常，不饥不食，舌暗苔白腻，脉弦滑。

本证之发生，多见于性情沉静内向之人，每由长期遭受慢性精神刺激而引起。如忧思日久，情怀不畅，则肝气郁结，气郁则水液代谢障碍，聚而为痰，痰气交阻，蒙蔽心窍，乃致神志失常。情志不遂，肝气不舒，故每常情怀抑郁。肝气郁结，液聚为痰，痰蒙心窍，则心神内闭，精神、意识、思维活动失常而见表情淡漠，甚则神识呆痴，喃喃自语，语无伦次，或向隅而泣，或幻视幻听，举止失常。肝气乘脾，脾不健运，故不饥不食。舌暗、脉弦为气郁之象；舌苔白腻、脉滑乃痰盛之征。

痰蒙心窍一词，习惯称为"痰迷心窍"。究其实，本证之神志失常，乃痰浊蒙蔽，心窍闭阻，心神内闭所致，用"蒙"字较之"迷"字更符合本证之病机。

痰蒙心窍之证，乃肝气夹痰蒙蔽心窍，治当疏肝理气，化痰开窍，方用逍遥散（柴胡、白术、白芍、当归、茯苓、炙甘草、薄荷、煨姜）合导痰汤（半夏、陈皮、枳实、茯苓、甘草、制南星）。

3. 痰火扰心与痰蒙心窍之鉴别

痰火扰心，多由突然遭受强烈精神刺激而发，暴怒伤肝，气郁化火，灼液成痰，痰火相夹，上扰心神，使心神外越，故临床呈一派躁狂之象。其证属阳，名之曰狂。

痰蒙心窍，多由抑郁日久而发，气郁痰聚，痰气交阻，上蒙心窍，使心神内闭，故临床呈一派抑郁之象。其证属阴，名之曰癫。

（二）外感病

外感病中由痰而导致的神志病变，系因外感温热邪气或湿热邪气而发。究其病机，则因外感邪气导致水液代谢障碍而生痰，由痰影响心主神志的生理功能而引起神志失常。由于外感邪气的性质不同，故神志病变的临床表现亦大有差别。

1. 痰热蒙蔽心包

临床表现：身热灼手，痰壅息粗，神昏谵语或昏愦不语，四肢厥逆，舌红绛苔黄燥，脉细滑数。

本证见于温病过程中，乃由外感温热邪气所引起，属温热病范畴，在卫气营血辨证中属营分证。外感温热邪气，正邪相争，故身热灼手。其痰之生成，或因热邪入里，灼液成痰；或素体痰盛，热邪入里，而致痰热胶结。因痰热阻滞，气道不利，故呼吸不畅，痰壅息粗。痰热蒙蔽心包，成痰蒙热扰之势，故神志昏迷而谵语妄言，若痰蒙过甚，心神内闭，则昏愦不语。痰热阻滞气机，阳气不达四末，故四肢厥逆。舌质红绛，脉细，是热伤营阴，血中津液耗损之象；舌苔黄燥，脉滑数乃痰热内盛之征。本证之发生，或由气分传入营分，或由卫分径传营分。若由阳明气分传入营分者，称"热入心包"；若由卫分或太阴（肺）气分径传营分者，则称为"热陷心包"或"逆传心包"。"陷"与"逆传"，均表明病势凶险，预后不良。心包为心主之宫城，故痰热蒙蔽"心包"，实则蒙蔽心窍也。

痰热蒙蔽心包之证，既有痰、热，又有营阴损伤，治当凉营养阴，豁痰开窍，方用清宫汤（玄参心、莲子心、竹叶卷心、连翘心、犀角尖、连心麦冬）送服安宫牛黄丸或至宝丹、紫雪丹（犀角尖用水牛角代）。

2. 湿热酿痰蒙蔽心包

临床表现：身热不扬，午后热甚，神识呆痴，时昏时醒，昏则谵语，醒则神呆，呼之能应，昼轻夜重，舌苔白腻，脉濡滑。

本证见于温病过程中，乃由外感湿热邪气所引起，属湿热病范畴，在卫气营血辨证中属气分证。外感湿热邪气，正邪相争，故见身热，但因湿为阴邪，黏腻阻滞，使热蕴湿中，故身虽热而不扬，其临床表现为体温虽高但以手扪其皮肤，初扪之并不觉热，而久扪之则热势渐增，此乃湿遏热伏之象。因午后阳明经气主令，阳明为多气多血之经，正气充盛，抗邪力强，正邪交争，故午后热甚。湿热郁蒸，则湿聚而成痰，湿热痰浊蒙蔽心包，心神被蒙，故神识呆痴，时昏时醒。可见，所谓湿热酿痰蒙蔽"心包"，实际上亦是蒙蔽心窍。昼则阳气盛，抑制痰湿阴邪，故病情轻，神虽呆而呼之能应；夜则阴气盛，痰湿蒙蔽甚，而致神昏谵语。舌苔白腻，脉濡滑均为痰湿内盛之象。

湿热酿痰蒙蔽心包之证，以痰湿为主，而热蕴其中，故治当以化湿祛痰、芳香开窍为主，佐以清热，方用菖蒲郁金汤（鲜石菖蒲、广郁金、炒山栀、连翘、菊花、滑石、竹叶、牡丹皮、牛蒡子、竹沥、姜汁、玉枢丹末）送服苏合香丸。

3. 痰热蒙蔽心包与湿热酿痰蒙蔽心包之鉴别

痰热蒙蔽心包，乃外感温热邪气深入营分之证，属温热病范畴。其痰或由热邪灼液而生；或素体痰盛，与热邪相合。总之，痰热内盛，蒙蔽心包，且灼伤营阴。痰蒙热扰，而致神昏谵语或竟昏愦不语，其昏迷程度深而病势危重。

湿热酿痰蒙蔽心包，乃外感湿热邪气在气分之证，属湿热病范畴。其痰由湿热郁蒸而酿生。湿热痰浊蒙蔽心包，而致神识呆痴，时昏时醒，其昏迷程度浅或呈意识蒙眬，较之痰热蒙蔽心包为轻。

（三）内伤病与外感病中痰与神志病变之鉴别

从上述内容可以看出，在内伤病与外感病中，均可因痰而导致神志病变，但由于致病因素不同，其病机与临床表现亦大有差异，鉴别比较如下。

1. 痰火扰心与痰热蒙蔽心包

痰火扰心与痰热蒙蔽心包，虽均有痰与火、热，但二者不可混为一谈。

痰火扰心之证，属内伤病，由情志失常而发，乃暴怒伤肝，气郁化火，灼液成痰，痰火上扰心神，而见躁狂诸症。其神志失常，但不昏迷，且虽有火热之象，但体温并不升高。

痰热蒙蔽心包之证，属外感热病，由外感温热邪气而发，乃热邪深入营分，灼液成痰，且灼伤营阴，痰热蒙蔽心包，而见神昏谵语或昏愦不语。其神志失常，昏迷不醒，且体温升高而身热。

2. 痰蒙心窍与湿热酿痰蒙蔽心包

痰蒙心窍与湿热酿痰蒙蔽心包，虽均为痰浊蒙蔽心窍，但二者不可混为一谈。

痰蒙心窍之证，属内伤病，由情志失常而发，乃情志不遂，肝气郁结，气郁痰聚，蒙蔽心窍，而见抑郁神呆诸症。其神志失常，但不昏迷，亦无热象，体温如常。

湿热酿痰蒙蔽心包之证，属外感热病，由外感湿热邪气而发，乃气分湿热郁蒸，湿酿成痰，蒙蔽心包，而见神识呆痴，时昏时醒。其程度虽轻，但确属昏迷之症，且体温升高。

综上所述，凡内伤病中因痰而引起的神志病变，均无昏迷症状，且无论有无热象，体温均不升高；凡外感病中因痰而引起的神志病变，无论程度轻重，均见昏迷症状，且均有体温升高。简言之，二者之间，以是否昏迷及有无体温升高为鉴别要点。

七、"痰火扰心"与"痰热蒙蔽心包"辨析

痰火扰心与痰热蒙蔽心包这两个名词术语，既是病机的概括，又是证候名称。作者以为，笼统而言，二者虽均有痰及火热之象，但其中又大有不同之处，应详细辨证分析，从概念上加以区别。

痰火扰心，是狂证的一个类型，属内伤杂病范畴。其临床表现多见急躁易怒、心烦不寐、面红目赤，甚则神志狂乱，妄语打人，不避亲疏，登高而歌，弃衣而走，舌红苔黄腻，脉弦劲滑数。此证多由情志所伤引起，暴怒伤肝，气逆化火，火盛灼液而生痰，痰火相夹，上扰心神，而致精神失常。急躁易怒，是肝火盛的表现。面红目赤，是火邪上炎，气血充斥于上的结果。痰火上扰于心，心不藏神，心神外越，轻者心烦不寐，重则神志狂乱，妄语打人，不避亲疏，登高而歌，弃衣而走。舌红苔黄，脉弦劲而数主火炽。苔腻，脉滑主痰盛。

痰热蒙蔽心包，又称热陷心包，见于温病过程中，属外感热病范畴。其临床表现多见身体灼热，痰壅气粗，神昏谵语或昏愦不语，四肢厥逆，舌蹇，舌质红绛苔黄燥，脉滑数。此证由外感温热邪气引起，热邪内陷，若患者素体多痰，与热邪相合，或热邪灼液成痰，痰热相兼，即导致痰热蒙蔽心包。身体灼热，是里热炽盛的反映。痰阻气道，呼吸不利，则出现痰壅气粗。痰热蒙

蔽心包，心神内闭，故神昏谵语或昏愦不语。四肢厥逆，是因痰热阻滞气机，阳气闭郁，不达于四末所致。痰热阻闭心络，故舌体短缩，转动不灵，是为舌蹇。舌质红绛而苔燥少津，是热炽阴伤之象，苔黄为炽热内壅之征。脉数主热炽，滑主痰盛。

分析比较上述二证，可以看出，它们在以下三方面有着根本的不同。

1.病因病机不同　痰火扰心多因情志所伤，"五志化火"，其火自内生，火盛灼液而生痰，痰火上扰心神，导致心神外越；痰热蒙蔽心包由外感引起，热邪自外界侵入人体，或素体多痰，或热邪灼液成痰，痰热蒙蔽心包，而致心神内闭。

2.临床表现不同　痰火扰心之证，火邪虽盛，火热之象虽显，但并无发热，体温不升高；痰热蒙蔽心包之证，是外感热邪内陷，热炽于里，故身体灼热，体温很高。二者虽均有神志异常，但表现却又大有差别。痰火扰心是心神被痰火扰动而外越，故见心烦不寐，妄语打人，不避亲疏，登高而歌，弃衣而走，其神志狂乱，但并不昏迷；痰热蒙蔽心包是心神被痰热蒙蔽而内闭，故神志昏迷，出现神昏谵语或昏愦不语。

3.病变类型不同　痰火扰心因情志所伤，属内伤杂病范畴；痰热蒙蔽心包是温热邪气侵袭人体而致，属外感热病范畴。

综上所述，痰火扰心与痰热蒙蔽心包二证在病因病机，临床表现、病变类型上均有本质的区别，它们并非同一证候，不能混为一谈。因此，有必要将二者加以明确区分。

八、去菀陈莝法钩玄

"去菀陈莝"一词，见于《素问·汤液醪醴论》，"平治于权衡，去菀陈莝，微动四极，温衣，缪刺其处，以复其形，开鬼门，洁净府，精以时服"。菀，通郁，郁积、郁结也。陈，陈旧也。莝，斩草也。陈莝，即陈旧的铡碎的草。去菀陈莝，是指去掉堆积的陈旧碎草，引申其意，即除去菀陈久积之物。在本篇中，是指祛掉人体内郁积日久的水液。又《灵枢·小针解》云："菀陈则除之者，去血脉也。"可见，其"菀陈则除之"，是指祛除血脉中陈旧性的瘀血。将此二篇结合起来分析，可以说，凡是祛除人体内郁积日久的水湿、瘀血一类病理产物的治疗方法，均属于"去菀陈莝"法的范畴。

现谨就用去菀陈莝法治疗腹部癥瘕验案分析如下。

谭某，女，46岁，1977年9月13日初诊。

患者右下腹疼痛2年，近半年加重，于两个月前突然剧烈腹痛，曾在某医院急诊检查：体温39℃，血白细胞14600/mm³，钡灌肠发现乙状结肠，降结肠中、下段钡剂梗阻。考虑为"卵巢囊肿扭转"，急剖腹探查，术中未发现盆腔肿物，排除妇科疾患。探查中发现乙状结肠及回盲部有明显肥厚粘连，考虑为结肠癌，因当时未做手术准备，故关腹。术后全身浮肿，午后低热（T：37.2℃左右），右下腹持续性隐痛，阵发性加剧，大便不成形，每日2～3次，时有脓血。来诊5天前曾在外科检查：腹肥厚，有手术疤痕，右下腹可触及条索状物，长约10cm，固定，有压痛。乙状结肠镜检查：肠腔黏膜面水肿（8～10cm），充血（8～10cm）。

现症：右侧少腹持续性疼痛，时时加剧，腹痛拒按，形体畏寒，周身浮肿，经期前后尤甚，月经量少，纳呆腹胀，腹中雷鸣，并伴有矢气及呃逆，大便溏薄，每日2～3次，时有脓血，午后低热，手足心热，口干欲饮，因饮后浮肿加剧故不敢饮水，舌淡暗苔薄白，脉沉滑。

辨证：肝郁血瘀，脾虚湿停。

治法：疏肝活血，健脾祛湿。

方药：当归芍药散加味。

当归12g，白芍30g，川芎10g，泽泻10g，茯苓15g，白术12g，五灵脂（包）10g，生蒲黄（包）10g，制乳香、制没药各3g，香附10g，乌药10g，木香10g，甘草5g。7剂。

患者服用上方7剂后，腹痛、低热均减。而后又两次复诊，病情逐渐转轻。每次复诊，基本守用原方，根据其证情变化，稍事加减。连续服药一个月后再次复诊，右少腹持续性疼痛已消失，仅有时隐痛，肿物缩小（同日在外科检查：条索状肿物已由10cm缩至7cm×2cm），低热已愈，余证尚存。仍以原方化裁，继续治疗。

1978年3月4日复诊：右少腹隐痛已愈，条索状肿物已消失（外科复查：肿物未触及），食欲佳，其病已愈。

分析：此患者病程较长，病势缠绵，证情复杂。视其畏寒、浮肿、便溏、纳呆诸症属脾虚湿盛。午后低热，手足心热，又状若阴虚。而少腹疼痛、拒按，当属气血瘀滞之实证。对这样寒热互见、虚实并存、错综复杂的证候，应当抓住疾病的主症，从而确立治疗方案。患者右少腹部条索状肿物当属中医学"癥瘕积聚"范畴。按中医学传统说法，癥瘕积聚都是腹内积块，或胀或痛的病证。癥和积是有形的，而且固定不移，痛有定处；瘕和聚是无形的，聚散无常，痛无定处。积聚以中焦病变为多；癥瘕以下焦病变及妇科疾患为多。癥瘕积聚的发生，多因情志抑郁、饮食内伤等，致使肝脾受损，脏腑失和，气机阻滞，瘀血内停，日久渐积而成。血癥即属癥瘕积聚之一种，其"由血瘀积滞，逐渐形成，主要症状：胸腹肋间疼痛，按之觉硬，推之不移，身体日渐消瘦，体倦乏力，饮食减少，妇女患者可有经闭"。此患者右下腹疼痛，肿块已2年之久，痛定不移，切之拒按，当属血癥一证。其病灶虽在肠腔，病本却在肝、脾两脏。肝主藏血，主疏泄，体阴而用阳，其经脉过少腹。肝失疏泄，气机不畅，则影响其藏血功能，进而由气滞导致血瘀。血瘀于少腹，日久渐积而成血癥之证。因瘀血为有形之邪，故其形可征，多痛定不移而拒按。肝脾两脏密切相关，肝气不疏则横逆犯脾，脾被肝乘，运化失常，则水湿停聚，证情日趋复杂。分析其他临床症状和体征，亦均是围绕肝脾失调而生。

肝气犯脾，日久则脾气不升，渐而至虚。脾气虚则卫气不足，卫外不固则畏寒。脾不健运，则水湿停聚。水湿郁于肌肤则周身浮肿，下走大肠则便溏。因水湿、瘀血阻滞，气血运行障碍，壅滞日久而血肉腐败化为脓血，故便中时有脓血。月经乃人身之血液，其生成依赖脾胃吸收水谷之精微，脾虚化源不足则月经量少。行经又赖肝之疏泄，气机之条畅。肝失疏泄，则月经难行，进而又阻滞气机，气滞则水液代谢障碍，因而每于月经期浮肿尤甚。脾虚则胃亦受其影响，而致脾不升清，胃不降浊，形成纳呆腹胀，腹中雷鸣，并伴矢气及呃逆诸症，此即《素问·阴阳应象大论》所云："清气在下，则生飧泄；浊气在上，则生䐜胀。"舌淡为气虚之兆，暗为瘀滞之征。脉沉主气郁，滑主水湿。午后低热，手足心热，口干欲饮，状若阴虚，实则非然，乃瘀血所致。血瘀经脉之中，则阻滞气机，"气有余便是火"，故血瘀日久则络中生热。人体卫气昼行于阳分，夜行于阴分，午后阳气渐次入阴，经络中本有郁热，阳气内潜之时，两阳相合，故作低热。热郁阴分，则循经外散，手厥阴心包经之劳宫穴在手心，足少阴肾经之涌泉穴在足心，故热邪循经外发时可见手足心热。虽口干欲饮而不敢饮，饮则浮肿转甚，说明口干并非津亏，乃瘀血、水湿阻滞气机，气化不利，津不上承之故。根据上述分析，从而辨其证为肝郁血瘀，脾虚湿停。

针对肝郁血瘀，脾虚湿停的辨证原则，而确立疏肝活血、健脾祛湿的治疗方案。《金匮要略·妇人妊娠病脉证并治》云："妇人怀娠，腹中疗痛，当归芍药散主之。"《金匮要略·妇人杂病脉证并治》又云："妇人腹中诸疾痛，当归芍药散主之。"根据这两条原文的论述可以看出，当归芍药散是针对妇女胎前、产后及各种杂病腹痛而立，但其病因、病机原文略而未谈。以其方剂的疏肝活血、健脾祛湿作用而测其证，则历代医家大多认为属肝郁血瘀，脾虚湿停证候。此患者右少腹疼痛二年，再结合其脉症分析，属当归芍药散的适应证是无疑的，故其治疗方剂选用当归芍药散加味。方中当归、白芍、川芎、茯苓、白术、泽泻为当归芍药散原方。川芎辛散温通，为血中气药，有活血行气之功。当归补血和血，亦有活血止痛之效。白芍养血柔肝，缓急止痛。3味理血药相配，既能活血行气，且又养阴补血，使祛瘀而不伤新血，为针对血瘀腹痛之主要药。茯苓、白术健脾益气以扶正。茯苓、泽泻利水，白术燥湿以祛邪。三药相伍，健脾祛湿。本方药虽六味，但气血兼治，攻补兼施，祛邪而不伤正，扶正而不留邪。

此患者病深日久，血瘀已成，当归芍药散原方活血行气之力尚嫌不足，故加入生蒲黄破血行滞消瘀，五灵脂通利血脉、散瘀止痛。二药相配为"失笑散"，是《太平圣惠和剂局方》中活血行瘀、散结止痛之剂，临床常用于经水不调，少腹急痛，产后恶露不尽之证。因其效果显著，常可使患者破涕为笑，故以"失笑散"名方。制乳香、制没药活血化瘀，消肿定痛。方中加入失笑散、制乳香、制没药，则使当归芍药散原方化瘀、消癥之力更强。香附味辛入肝经，理气解郁。乌药辛温，顺气止痛，可入下焦。木香行气止痛，善行肠胃滞气。三药相配，疏肝理气解郁，使三焦之气畅通，气行则血行，与活血化瘀之药相配伍，则消癥之效益佳。炙甘草调和诸药，且配伍白芍则为《伤寒论》之"芍药甘草汤"，有缓急止痛之功，对缓解少腹疼痛殊为有效。由以上分析可以看出，当归芍药散加味的治疗作用，主要在于疏肝活血，健脾祛湿。其活血与祛湿，即祛除患者体内郁积日久的陈旧性病理产物，也就是"去菀陈莝"法的具体体现。因方药与证情相符，故此患者经近半年的治疗，右少腹疼痛已愈，肿物已消，瘀滞已去，痼疾得除。

内科篇 ᕭᕜᕭᕜᕭᕜᕭᕜ

一、肺炎、肺脓肿的中医辨治

（一）基本概念

肺炎初起，多见发热、恶寒、咳嗽、呼吸急促、脉浮等表现。一般说来，或见于伤寒病的风寒束肺证，或见于温热病的卫分证。随着病情的发展，继而出现高热、喘促，甚至鼻翼扇动、咳吐黄痰、胸痛、脉滑数等表现时，相当于温热病的气分证（亦有"喘咳""肺胀"等称）。若邪热秽浊之气灼液成痰，内闭心包，出现高热、神昏、舌蹇、肢厥之证时，相当于温热病的气营两燔证。若因热邪内炽，导致肝热动风，则属于温热病血分证之范畴。若因热邪耗伤，阳气衰微，出现面色苍白、冷汗淋漓、四肢厥冷、脉微细欲绝等阳气欲脱之危象，则相当于亡阳虚脱之证。

肺脓肿以喘咳、咳吐大量脓臭痰、发热、胸痛为主要临床特点，相当于中医学"肺痈"。

关于这两个病，中医学历代文献有不少论述。如《素问·至真要大论》说："诸气膹郁，皆属于肺。"提出了出现呼吸急促、喘息、胸闷的表现，皆与肺的病变有关。《素问·刺热》篇更明确地指出了表寒化热入里，肺热壅盛的临床表现："肺热病者，先淅然，厥起毫毛，恶风寒。舌上黄，身热，热争则喘咳，痛走胸膺背，不得太息，头痛不堪，汗出而寒。"叶天士《温热论》曰："温邪上受，首先犯肺，逆传心包。"明确指出了温热邪气由口、鼻侵入人体，首先侵犯肺脏，进一步发展则可内陷心包，出现神昏谵语等表现。关于肺痈的记载，如《金匮要略·肺痿肺痈咳嗽上气病脉证治》中说："咳而胸满，振寒脉数，咽干不渴，时出浊唾腥臭，久久吐脓如米粥者，为肺痈，桔梗汤主之。"

由以上可以看出，中医学对肺炎、肺脓肿的病因、病机、临床表现及其辨证论治在很早以前就有所认识，并有详细记载。这些宝贵遗产，对我们辨证论治和中西医结合的治疗工作都有很大指导意义。

（二）病因病机

1. 风寒外袭，皮毛闭塞，肺气不宣，卫气闭郁。故见恶寒、发热、无汗、咳嗽气急、脉浮等。

2. 风热外袭，腠理疏松，风热内迫于肺，肺失宣降。故见发热、微恶风寒、咳嗽气急、脉浮等。

3. 风寒化热入里，或风热邪气入里，致热邪壅肺，热灼津伤，凝而为痰，痰热阻肺，气机不畅。故见高热、喘促、咳吐黄痰、胸痛、脉滑数等表现。若高热之后，气阴两伤，余热未清，则可见低热、潮热，咳嗽，胸痛，脉细数无力等。

4. 在肺炎发展过程中，由于邪热秽浊之气灼液成痰，痰热内陷心包，则可导致高热、神昏、舌謇而短之热陷心包证。或因热邪内炽，而出现肝热动风之证。

5. 若因热邪耗伤，阳气衰微，欲作亡阳虚脱，可出现冷汗淋漓、四肢厥冷、脉微细欲绝等危象。

6. 肺痈的形成，是因风热外袭，痰热内结，热邪稽留于肺，伤及气血而致。如《金匮要略》云："……风伤皮毛，热伤血脉，风舍于肺，其人则咳，口干喘满，咽燥不渴，多唾浊沫，时时振寒。热之所过，血为之凝滞，蓄结，痈脓，吐如米粥。"

（三）辨证论治

1. 邪袭肺卫

（1）风寒束肺

临床表现：恶寒，发热，无汗，鼻塞声重，咳嗽气急，喉间有痰声，头痛身痛，舌苔薄白，脉浮。

证候分析：风寒邪气外袭，损伤卫阳之气，且寒邪束敛，受寒则毛窍闭塞，体内阳气闭郁而不能外达，故本证以恶寒症状为突出。毛窍闭塞则无汗。正邪相争则发热。风寒外束，肺气不宣，则鼻塞声重。由于肺气失宣，津液不布，则聚而为痰，痰阻气滞，故喉间有痰声。痰气阻滞，肺气上逆而致咳嗽气急。风寒束表，气血运行不畅，不通则痛，因而头痛身痛。因邪气在表，病情轻浅，所以舌苔薄白。邪气在表，气血亦行于表以驱邪，故脉浮。

治法：辛温宣解，止咳化痰。

方药：华盖散——麻黄、杏仁、炙甘草、苏子、桑白皮、陈皮、茯苓。

方解：方中麻黄、杏仁、炙甘草三药组合名为"三拗汤"，有辛温解表、宣肺止咳平喘之功。苏子、桑白皮下气消痰平喘。陈皮理气化痰，茯苓健脾益肺以祛痰湿。本方诸药相配，辛温解表宣肺，止咳平喘化痰。

（2）风热犯肺

临床表现：发热，微恶风寒，无汗或微汗，咳嗽气急，吐痰，头痛，舌苔薄黄或薄白，脉浮数。

证候分析：本证属于温热病之卫分证。风热邪气侵袭肺卫，正邪相争则发热。热性开泄，腠理疏松，故可见微有汗出。风热伤卫，则见微恶风寒。风热迫肺，肺气上逆，可见咳嗽气急。肺失宣降，津液不布，又兼热灼，则凝而为痰，故咳嗽吐痰。头痛为风热上攻清窍，气血逆乱所致。表热内侵可见舌苔薄黄；若邪气在表，肺热不甚，亦可见舌苔薄白。热邪在表，则脉浮而数。

治法：辛凉疏表，宣肺止咳。

方药：①银翘散（以发热为主者用之）——金银花、连翘、薄荷、牛蒡子、竹叶、荆芥穗、淡豆豉、桔梗、炙甘草、芦根。

方解：本方以荆芥穗、淡豆豉解表发汗，使表邪从汗而解，从而使肺气宣通。金银花、连翘、竹叶、牛蒡子、薄荷轻清宣透，可散肺卫之风热。桔梗开肺气以止咳。芦根清热生津。生甘草泄热解毒且调和诸药。牛蒡子、桔梗、生甘草又有清热利咽喉之功，若见因风热上攻而致咽痛者用之亦效。本方于大队清凉药中配入辛温之荆芥穗、淡豆豉以增强发汗解表宣肺之力，是取其辛而制其温，故称为"辛凉平剂"。

②桑菊饮（以咳为主者用之）——桑叶、菊花、薄荷、连翘、杏仁、桔梗、生甘草、芦根。

方解：方中桑叶、菊花、薄荷、连翘轻清宣透，发散肺卫之风热。杏仁降肺气，桔梗开肺气，二药相配，一降一升以调肺气之失常，使肺之宣降功能复原而咳自止。生甘草泄热解毒且调和诸药，芦根清热生津。本方轻清宣透，泄热出表而止咳，称为"辛凉轻剂"。

加减：若咳嗽气急而痰较多者，可于银翘散或桑菊饮原方中加入清化热痰药如浙贝母、瓜蒌皮等。

2. 痰热壅肺

临床表现：高热，面赤，咳喘气急，甚则鼻翼扇动，张口抬肩，咳吐黄痰，胸闷而痛，口渴，溲赤，大便燥结，舌苔黄腻，脉滑数。

证候分析：本证属于温热病之气分证。气分热邪壅盛，正邪相争，人体功能活动亢奋，气血上涌，故见高热、面赤。热邪壅肺，灼液成痰，则咳吐黄痰。痰热阻肺，肺气上逆，乃致咳喘气急，甚则鼻扇肩摇。痰热阻滞，气机不畅，则胸闷而痛。热灼津伤，则见口渴，小便短赤。津伤肠燥，则大便燥结不通。舌苔黄腻、脉滑数，均为痰热内壅之征。

治法：清热化痰，宣肺平喘。

方药：麻杏甘石汤加味——麻黄、杏仁、甘草、石膏、全瓜蒌、浙贝母。

方解：麻黄、杏仁、甘草、石膏四药配伍即为《伤寒论》中的"麻杏甘石汤"。方中麻黄辛温，宣肺平喘。石膏辛寒，清泄肺热。麻黄配石膏则功专宣肺平喘；石膏配麻黄，则功专清泄肺热。二药配伍，为辛凉之剂，清宣肺热平喘之效优。杏仁佐麻黄以止咳平喘，甘草调和诸药。本方为治肺热喘咳常用之方剂。加全瓜蒌、浙贝母以清热化痰。且瓜蒌仁有润肠通便之功，肺与大肠相表里，使大肠通利，则肺气得降而咳喘更易平复。六药配伍，共奏清热化痰、宣肺平喘之功。

加减：痰多者，可加清热化痰药如：天竺黄、胆南星、鱼腥草；热盛者，加清热药如知母、黄芩、黄连；大便燥结，数日不下者，可加攻下通便药如大黄、芒硝。但此二药泻下力强，用时以大便通下为度，不可过用，以防他变。

3. 气阴两伤，余热未清

临床表现：低热，潮热，口渴，呕逆，咳嗽，胸痛，自汗，神疲，舌红苔薄黄，脉细数无力。

证候分析：此证多见于肺炎恢复期，属于气分证后期，高热之后气阴两伤而余热未清之证。低热、潮热乃阴虚而余热未清所致。热伤津液则口渴。胃阴亏乏，胃气上逆则恶心呕逆。肺之气阴两伤，宣降功能失常，又兼热邪熏蒸，肺气上逆，故见咳嗽、胸痛。气虚不能固表则自汗，功能低下则精神疲惫。舌红苔薄黄、脉细数无力，均为气阴两伤而余热未清之征。

治法：益气养阴，清热祛邪。

方药：竹叶石膏汤——竹叶、石膏、人参、麦冬、甘草、粳米、半夏。

方解：本方以竹叶轻清宣透余热。石膏清泄热邪。二药相配，内清外透，以祛余留之热邪。人参（可用太子参代替）、甘草益气。麦冬甘寒养阴。粳米调养胃气。半夏和胃降逆以止恶心呕逆。

加减：益气养阴，可加沙参、玉竹。若有痰者，可加瓜蒌皮、浙贝母。若无恶心呕逆者，可去半夏。

4. 热陷心包

临床表现：高热，肢厥，喘促，痰鸣，气急鼻扇，甚则口唇青紫、神昏谵语或昏愦不语，舌蹇而短，质红苔黄，脉滑数。或见高热动风。

证候分析：热陷心包属于温热病之气营两燔证，多因正气不足或邪气猖獗或误治所致。热邪壅盛，故见身热。肢厥，指四肢厥冷，是因热邪灼液成痰，痰热阻遏，气血内闭，阳气不达于四肢而致。痰热壅肺，肺气不降，则喘促痰鸣，气急鼻扇。痰热阻滞，气血瘀滞，则口唇青紫。神昏谵语或昏愦不语，是因痰热蒙蔽心包，心神内闭所致。心之别络系舌本，痰阻经络，则舌蹇而短（舌蹇指舌体转动不灵活）。舌红苔黄，脉滑数，均为痰热内盛之确征。

治法：清心豁痰开窍。

方药：清宫汤加味，或用安宫牛黄丸、至宝丹。

清宫汤加味——犀角、竹叶、连翘、莲子心、玄参、麦冬、胆南星、竹沥。

方解：方中犀角咸寒，清心热之效优（可用水牛角代）。竹叶、连翘、莲子心苦寒清心热，且竹叶、连翘质轻性散，能透热邪外达。玄参、麦冬滋养心阴。此六味药配伍为"清宫汤"，本方有清心热、护心阴之功，但无豁痰开窍之力，故于方中加入大寒之药胆南星、竹沥，以清热豁痰开窍。

若用安宫牛黄丸或至宝丹，则清心豁痰开窍之效果更佳。

若见高热动风，属于温热病之血分证范畴。多因热邪内炽导致肝热动风，出现两目上吊、颈项强直、手足抽搐，甚则角弓反张。这类情况多见于小儿。治宜凉肝息风，方用羚角钩藤汤——羚羊角、钩藤、桑叶、川贝母、生地黄、菊花、茯神木、白芍、生甘草、竹茹，或紫雪丹。

5. 亡阳虚脱

临床表现：面色苍白，冷汗淋漓，四肢厥冷，喘息气促，脉微细欲绝。

证候分析：本证乃阳气衰微欲脱之危象，多因热邪消耗或误治而致。阳气衰微，无力鼓动气血，故面色苍白，脉微细欲绝。阳气不达于四肢，则四肢厥冷。元气衰微，肺气将绝，故喘息气促。冷汗淋漓是因阳气虚不能固表所致，此乃津随气泄，气随津脱之危象。证情危重，应以益气固脱、回阳救逆之法急救。

治法：益气固脱，回阳救逆。

方药：生脉散合四逆汤——人参、麦冬、五味子，附子、干姜、炙甘草。

方解：人参甘温，益气生津固脱。麦冬甘寒，五味子酸温，二药相配，酸甘化阴，可养阴生津。五味子又有敛肺止汗之功。三药相伍，使阳气得固则汗不外泄，阴液内守则阳气不脱，有益气固脱、敛阴留阳之功，能恢复脉中之气阴，故名"生脉散"。附子大辛大热，回阳救逆，得干姜辛热之助，则回阳之力更强。炙甘草调和诸药，制约附子、干姜燥烈之弊。此三药相配，名为"四逆汤"，有回阳救逆之效。以生脉散与四逆汤相合，则益气固脱，回阳救逆之作用更好。若冷汗不止者，可于方中加龙骨、牡蛎，以增强固摄止汗之力。

6. 肺痈溃脓期

临床表现：发热，咳喘，咳吐脓臭痰，量多，甚至痰中带血，胸背疼痛，舌苔黄腻，脉滑数。

证候分析：本证多因风热外袭，痰热内结所致。痰热壅肺则发热。肺气上逆而作咳喘。痰热内蕴，气血凝滞蓄结而成痈化脓，故咳吐脓臭痰量多。若热伤血络，则痰中带血。痰热阻滞气机，气血运行不畅而致胸背疼痛。舌苔黄腻、脉滑数，均为痰热内蕴之象。

治法：清热化痰，逐瘀排脓。

方药：苇茎汤合桔梗汤——芦根、生薏苡仁、冬瓜子、桃仁合桔梗、生甘草。

方解：方中芦根清泄肺热为主要药。生苡仁清利湿热。冬瓜子祛痰排脓。桃仁逐瘀行滞。四药配伍名为"苇茎汤"，有清热化痰、逐瘀排脓之功效。本方不论肺痈将成或已成，均可服用。将成者服之可使消散，已成者可使脓痰瘀血排出体外。加入桔梗可增强祛痰排脓之功。加入生甘草可增强泄热解毒之力。桔梗、生甘草相配名为"桔梗汤"，为《金匮要略》治疗肺痈之方。

　　加减：临床治疗肺痈，常于方中加味，以增强清热祛痰、逐瘀排脓之功效，如金银花、连翘、黄芩、鱼腥草、败酱草、蒲公英、浙贝母、赤芍。

二、清热解毒、宣肺利水法治疗水肿

水肿为临床常见病证，中医学将水肿分为阴水与阳水两大类。关于水肿的病机，自《黄帝内经》以来，历代学者多归于肺、脾、肾三脏之功能失调。一般来说，外感而致之水肿，多为肺、脾功能失常所致，特别是肺气不宣是其关键，表现为阳水，属实证。内伤而致水肿，则多以脾、肾阳气之虚为主，表现为阴水，属虚证。

西医学的急性肾小球肾炎即属于中医学水肿（阳水）的范畴。病变一般由上呼吸道感染，或由局部病灶感染后，短期内出现尿少，眼睑浮肿，后发至面部、下肢或全身水肿。尿液检查常发现有红细胞、白细胞、蛋白及管型，血压可有不同程度升高。按照中医理论，其病因或为毒邪感染，或为疮毒内侵，均因热邪入里，导致肺失宣降，脾不健运，热邪与水湿互结而阻滞气机。水愈停则气愈滞，气愈滞则水愈停，泛溢于肌肤则发为水肿。因其表现为湿热证，故属阳水范畴。其治法，当清热解毒与宣肺利水并施。清热解毒，以祛除毒邪、疮毒之热毒邪气；宣肺利水，旨在开肺气以通调水道，使所停之水由小便而除。笔者常用五味消毒饮与五皮散（饮）合方加减治疗水肿（急性肾小球肾炎），每获良效。

【病案】

陈某，女，9岁，学生，1987年10月25日初诊。

患儿眼睑、面部浮肿2天。5天前颈部小疖肿搔破感染，3天后出现面目浮肿，晨起肿甚，尿少色黄，不欲食，恶风寒，舌淡红苔薄黄，脉滑数。查体：眼睑、面部浮肿，双侧肾区轻度叩击痛。实验室检查：尿蛋白（＋＋），红细胞（＋＋），白细胞（＋），颗粒管型（±）；血红蛋白90g/L，白细胞14.5×10^9/L，中性0.65，淋巴0.34。

西医诊断：急性肾小球肾炎。

中医诊断：水肿（阳水）。

证属：疮毒侵淫，内归脾肺。

治法：清热解毒，宣肺利水，方用五味消毒饮合五皮散（饮）加减。

方药：金银花、茯苓皮各15g，蒲公英、野菊花、桑白皮、大腹皮、茜草各10g，紫花地丁12g，白茅根20g，生姜皮6g，荆芥穗3g。7剂，水煎服。

2诊（11月2日）：连服7剂后，水肿消退，纳食转佳。实验室检查：尿蛋白（±），红细胞（－）白细胞（－），颗粒管型（－）；血红蛋白100.2g/L，白细胞8.2×10^9/L，中性0.50，淋巴0.20。

仍服上方，再14剂水煎服。

3诊（11月18日）：服药14剂，血、尿常规检查均正常，随访1年未复发。

按：五味消毒饮一方出自《医宗金鉴》，由金银花、蒲公英、紫花地丁、野菊花、紫背天葵籽组成。方中金银花性味甘寒，归肺、胃、大肠经，功能清热解毒，亦有轻宣透热之效。蒲公英苦甘寒，归肝、胃经，功能清热解毒利湿。紫花地丁苦辛寒，归心、肝经，功能清热解毒，消散痈肿。野菊花苦辛微寒，归肺、肝经，功能清热解毒。紫背天葵籽苦甘寒，有清热解毒、消痈散结之功。本方集清热解毒诸药于一炉，专攻内侵之热毒，兼能凉血散结。五皮散（饮）一方出自《华氏中藏经》，由茯苓皮、生姜皮、桑白皮、大腹皮、陈橘皮组成。方中茯苓皮甘淡平，归肺、脾、胃经，功能利水渗湿消肿。生姜皮辛凉，归肺、脾经，功能宣肺和脾行水。桑白皮甘寒，归肺经，功能肃降肺气，以通调水道，利水消肿。大腹皮辛微温，归肺、胃、大肠、小肠经，功能下气利水消肿。陈橘皮辛苦温，归肺、脾经，功能理气调中，燥湿化痰，使气行则水行。本方诸药配位，共奏理气宣肺健脾、利水渗湿消肿之功。另外，笔者每于二方合用，再加荆芥穗一味，以加强辛温宣肺、消散疮疡之功。临床用以治疗因上呼吸道感染或疮疡、湿疹、急性扁桃体炎腮腺炎等诱发的急性肾小球肾炎，均能收到满意疗效。

笔者体会到，五味消毒饮以其清热解毒之功对预防和控制感染病灶极其重要。五皮散（饮）则能利水消肿，调节机体水液代谢，改善肾的血液循环，提高肾小球滤过率，促进钾、钠、氯等电解质的排出，故治疗水肿之效亦相当可观。二方合用，优势互补，疗效益佳。

三、疲劳综合征的中医辨治

疲劳综合征，是由于身心疲惫、精神负担过重而出现的各种功能失调的临床症状。究其发病原因，多与精神压力有关。

（一）气虚湿阻

[临床表现] 倦怠乏力，周身困重，精神萎靡，对周围事物冷漠无兴趣，头脑昏沉，纳呆食少，心悸气短，或见大便溏薄，舌淡苔白略厚，脉滑缓。

[治法] 益气健脾，化湿升阳。

[方药] 东垣升阳益胃汤（黄芪、党参、茯苓、白术、炙甘草、陈皮、半夏、白芍、泽泻、羌活、独活、防风、柴胡、黄连）加减。

[病案] 钱某，男，42岁。

患者体胖，从事设计工作，经常加班加点，近1年来渐觉体力衰减。症见乏力气短，精神不振，不耐思考，头脑昏沉，有紧束感，如被缠裹，时时欲睡，饮食减少，食之无味，胸闷，心悸，大便溏滞，日2～3行，下肢浮肿，按之凹陷，随手可起，舌淡胖嫩，边有齿痕苔白腻，脉缓无力。

辨证：脾虚不运，湿困中阳。

治法：益气健脾，化湿升阳。方用东垣升阳益胃汤加减。

方药：生黄芪15g，党参12g，茯苓20g，炒白术15g，陈皮10g，清半夏15g，泽泻10g，羌活10g，防风10g，柴胡10g，白芍10g，炙甘草10g。7剂，水煎服。

2诊：服上方7剂后，大便已成形，每日排便1次，头脑紧束感减轻，精神转佳，仍纳少无味，舌苔薄腻，脉缓。

原方加生薏苡仁、炒薏苡仁各30g，白蔻仁10g。7剂，水煎服。

3诊：服药7剂后，诸症悉减，自觉精神清爽，头脑清醒，仍有轻度胸闷，舌苔薄白，脉缓。

方药：党参12g，茯苓20g，白术15g，炙甘草10g，清半夏10g，陈皮10g，瓜蒌皮30g，薤白12g。7剂，水煎服。

4诊：服药7剂后，诸症悉除，一如常人，患者要求再服中成药以巩固疗效。予参苓白术丸6g×20袋，每服6g，日服2次。

分析：患者体胖多痰，又加常年劳累过度，渐致脾气日虚，脾不健运，则湿浊内停。湿邪困阻，气机不畅，则清阳不升。湿遏清阳，功能低下，故见乏力气短，精神不振，不耐思考，昏沉欲睡。湿浊上蒙，则头部紧束如裹，即《黄帝内经》"因于湿，首如裹"之谓。湿浊困脾，水谷不运，故食少无味。水湿下注大肠则便溏，泛滥肌肤则肢肿。胸闷、心悸，乃湿阻气机，胸阳不展所致。其舌象、脉象亦均为气虚湿阻之征。方中诸药配伍，共奏健脾益气、化湿升阳之功，使其阳气振奋。2诊加生薏苡仁、炒薏苡仁与白蔻仁，意在增其芳香醒脾、甘淡渗湿之力。3诊用六君子汤加瓜蒌皮、薤白，是健脾化湿与宽胸理气并施，使气行则湿化。终用参苓白术丸健脾化湿以培正固本。

（二）气阴两虚

[临床表现] 倦怠乏力，精神萎靡，手足心热，心烦失眠，自汗、盗汗，或午后低热，舌尖红少苔，脉细弱或细数。

[治法] 补益气阴。

[方药] 生脉散合当归六黄汤（人参、麦冬、五味子；当归、黄芪、生地黄、熟地黄、黄连、黄芩、黄柏）加减。

[病案] 邹某，男，34岁。

患者连年工作紧张，精神负担较重，近半年来因低热几次住院检查，均未查出原因，服药治疗效果不明显而来就诊。症见倦怠乏力，不论何时，只要稍感劳累即觉周身燥热难耐，体温37.2～37.4℃，精神萎靡，手足心热，自汗、盗汗，心烦少寐，大便每日一行，难解但并不干燥，小便黄，舌红尖绛少苔，脉细数无力。

辨证：气阴两亏，虚热内生。

治法：补益气阴。方用生脉散合当归六黄汤加减。

方药：太子参12g，麦冬12g，天冬12g，五味子10g，当归10g，生黄芪15g，生地黄15g，熟地黄12g，黄精30g，北沙参15g，茯神15g，黄连3g。7剂，水煎服。

2诊：服上方7剂后，上午已不发热，下午3点以后如感劳累仍发热，但体温在37.2℃以下，自汗、盗汗减轻，入睡仍感困难，舌、脉同前。原方加炒枣仁15g，玄参15g。7剂，水煎服。

3诊：服上方7剂后，诸症悉减，低热已不每日发作，偶遇劳累时略感燥热，体温在37.2℃以下，舌略红苔薄白，脉略细弱。上方去黄连，加莲子心3g。再10剂，水煎服。

4诊：药后诸症悉除，无不适感。予六味地黄丸 9g×30 丸，每服 9g，日服 3 次以巩固疗效。

分析：该患者之证，系因焦思苦虑而劳伤心脾，以致脾气心阴两虚。气虚功能低下则倦怠乏力，精神萎靡，自汗，脉来无力。阴虚火旺则手足心热，盗汗，心烦少寐，小便黄，舌红尖绛少苔，脉细数。究其低热之因，与气虚、阴虚二者均有关。气虚则阳浮，阴虚则火旺，浮阳与虚火外发，则周身低热。其劳累后自觉燥热者，正如《黄帝内经》所云："阳气者，烦劳则张。"劳则气耗，气愈虚则阳愈浮，阳愈浮则愈张扬于外，故燥热难耐。大便难而并不干结，是气虚推动无力所致。证属气阴两虚，故治用补益气阴之法。方中诸药配伍，共奏补气养阴之功。2 诊加炒枣仁以安神，玄参以滋阴降火。3 诊去黄连以减其苦燥，用莲子心代之以清心。4 诊用六味地黄丸滋阴以固其本，使阴生而阳长。

（三）阴虚肝旺

[临床表现]倦怠乏力，不耐思考，心烦失眠，焦躁易怒，潮热，盗汗，纳少，便干，两胁、乳房胀痛，月经愆期，量少色深，舌红少苔，脉细数。

[辨证]肝肾阴虚，肝郁火旺。

[治法]滋阴养血，疏肝泻火。

[方药]丹栀逍遥散合黄连阿胶汤（柴胡、白芍、当归、茯苓、白术、炙甘草、薄荷、生姜、牡丹皮、栀子合黄连、黄芩、阿胶、白芍、鸡子黄）加减。

[病案]林某，女，38 岁。

患者近几个月由于生意不顺，夫妻感情不和而精神抑郁。症见怠惰疲惫，精神恍惚，少寐盗汗，焦躁易怒，每于午后 3～5

点自觉身热，但体温不高，纳呆食少，两胁、乳房胀痛，月经错后 8～10 天，行经 2～3 天，量少、色黯有血块，经前及经期少腹胀痛，大便干燥，2 日一行，尿少而黄，舌红少苔，脉弦细数叁伍不调。

辨证：阴虚肝旺，心肾不交。

治法：滋阴养血，疏肝泻火，交通心肾。

方药：醋柴胡 12g，赤芍、白芍各 15g，当归 10g，茯苓、茯神各 15g，生地黄 20g，牡丹皮 10g，栀子 6g，黄连 6g，阿胶珠 12g，羚羊角粉（分冲）0.6g，鸡子黄（分冲）2 枚，炙甘草 10g。7 剂，水煎服。并嘱患者宽怀自解。

2 诊：服上方 7 剂后，自觉精神好转，午后已不再身热，胃纳转佳，舌脉同前。原方羚羊角粉改为 0.3g。

3 诊：服第 5 剂药后月经来潮，此次月经仅错后 2 天，经量较前增多，色鲜红，无痛苦，行经 5 天，患者未停药，现月经已净，余症基本消除，夜间仍入睡困难，舌略红苔薄黄，脉弦略数。方药：茯神 15g，黄连 3g，阿胶珠 12g，白芍 15g，鸡子黄 2 枚（分冲），首乌藤 20g，合欢皮 15g，炒枣仁 15g。7 剂，水煎服。

4 诊：服上方 7 剂后，患者自觉已恢复如常。近日因为生意繁忙又觉疲乏，胁痛。予加味逍遥丸 6g×20 袋，每服 6g，日服 3 次。

分析：该患者病由抑郁伤肝而起。肝郁日久则化火，火热内郁则伤阴，反复不已，则成肝肾阴虚，肝郁火旺之势。肝郁气滞则胁、乳胀痛，月经错后，经前及经期少腹胀痛。肝郁化火则焦躁易怒。火热伤阴则肝肾阴虚而见潮热，盗汗，便干，溲黄，月经量少。阴亏而血液黏滞，故经血色黯有块。肝郁乘脾，脾气受损，故见纳呆食少，怠惰疲惫。肝肾阴虚，心火上炎，心肾不交，故少寐神衰。舌红少苔为阴虚火旺之象。脉弦主肝郁气滞，细数主阴虚火旺，叁伍不调乃阴亏血涩，血行瘀阻之征。证属本虚标实，阴虚肝旺，心肾不交，故治用滋阴养血、疏肝泻火、交通心肾之法。此方疏肝理气而不燥，养阴柔肝而不腻，补益肝肾而兼顾心脾，是于疏补并施中而取效。2 诊其症已轻，故减羚羊角粉之量。3 诊仅余少寐之症，故用黄连阿胶汤加减以泻南补北，交通心肾，养心安神。4 诊时病情稍有反复，但症情轻浅，故以加味逍遥丸稍事调理。

四、温胆汤治疗郁证析解

温胆汤，有理气清胆、化痰和胃之功，是临床常用方剂。郁证，乃因情志不舒，抑郁不伸所引起的病变。笔者在临床实践中用温胆汤治疗因胆热痰扰所引起的郁证疗效颇佳，现将其病机分析、方解并验案介绍如下。

（一）胆热痰扰型郁证的病机分析

郁证，顾名思义，是由情志不舒，抑郁不伸所引起的病变。关于情志病变，医者每责之于肝。其说固然不谬，但深入分析，其实与胆的关系更为密切。因为胆与肝在五行同属木，胆为少阳甲木，肝为厥阴乙木，二者一腑一脏，互为表里，共同主司气机之疏泄。《素问·六节藏象论》云："凡十一脏，取决于胆也。"胆，不过一腑而已，为什么十一脏皆取决于它呢？对此，李东垣在《脾胃论》中云："胆者，少阳春升之气，春气升则万化安，故胆气春升，则余脏从之。"也就是说，胆气疏达，则生机勃发，人体各脏腑才能气机通畅，功能协调。若胆郁而失于疏泄，则气机郁滞，进而可引起脏腑功能失调而发病。可见胆的疏泄功能在五脏六腑的功能活动中，起着不可忽视的作用。

就胆热痰扰型郁证的发病机理而言，乃因情志所伤，情怀不畅，抑郁不伸，使胆失疏泄，气机郁滞，郁则化火、化热，故有胆火、胆热。胆与胃乃木与土之关系，胆木郁则横逆而乘胃土，致胃失和降，水液受纳与传化失常，聚而为痰。痰浊内阻，则气机愈滞；气滞化火、化热，则胆火、胆热愈炽，势成恶性循环，最终形成胆热痰扰之证。

既有胆热，又有痰扰，进而可上犯心神，上扰清窍而出现因抑郁而导致的精神意识思维活动失常的病变。其常见的临床表现有咽干，口苦，头痛，眩晕，恶心欲吐或呕吐，心烦，少寐，惊悸不宁，舌边尖红苔黄腻而干，脉弦滑数。

胆热灼津，则咽干、口苦。胆热夹痰上扰清窍，浊气上犯，清阳不升，头部气血逆乱，则头痛、眩晕。胆郁痰阻，胃气上逆，故恶心呕吐。胆热夹痰上扰于心，心不藏神，故心烦、少寐，甚则惊悸不宁。舌边尖红苔黄而干、脉弦数，是心胆郁热之兆；苔腻、脉弦滑，乃痰浊内阻之征。

因其证乃气滞胆热，痰浊阻胃，故治当理气清胆，化痰和胃。

（二）温胆汤方解

温胆汤之方，首见于唐代孙思邈之《备急千金要方》，其药物组成为半夏、竹茹、枳实、陈皮、炙甘草、生姜。宋代陈无择《三因极一病证方论》于原方中加茯苓、大枣而仍用原方名，现代临床应用多依陈无择温胆汤用药。

欲分析温胆汤之功用，首先应明晰其方名之含义。一般多望文生义，认为温胆汤是"温"胆之方，即胆寒而温之，且方中半夏、陈皮、生姜、大枣皆温性药物，炙甘草、茯苓性平，竹茹、枳实亦非大寒之品，诸药配伍，总性偏温，则更易惑为"温胆"之注脚。其实不然，温胆汤实是清胆之方。正如罗东逸所云：

"和即温也，温之者，实凉之也。"明确指出温胆汤是针对胆热之证而立，是"凉"胆的方剂。

《素问·灵兰秘典论》云："胆者，中正之官，决断出焉。"王冰注云："刚正果决，故官为中正，直而不疑，故决断出焉。"经文中"中正"之义，当是指胆之本性而言。"中"，是不上不下，不左不右之谓；"正"，是不偏不倚，不歪不斜之谓。"中正"，即是中和平正之意。胆乃少阳春升之气，其气温而不偏于寒、热，中和平正而生发诸脏，故其本性温和中正，而能使诸脏安和，神清气爽，自然刚决果断。若胆热内扰，神志不宁，烦躁惊悸由生，还何谈"决断"？因此，对胆热痰扰证候的治疗，应从疏利气机、和胃化痰着眼，气机通畅，痰除胃降，其胆热自除。痰热得除，胆即复其温和春升之本性，故方名"温胆"。就是说，温胆汤是通过理气化痰而清胆、凉胆，使胆恢复其温和之本性的方剂，即如《成方便读》所云："而以'温胆'名方者，亦以胆为甲木，常欲其得春气温和之意耳。"

正因为胆为少阳甲木，其性为春升温和之气，所以用药亦须符合胆之本性，既不能大寒，亦不能大热，防其损伤胆的中正平和之气。

温胆汤之方，无大寒大热之品，辛温、平性、微寒之药相配、微温而平和，理气祛痰而不伤正，恰符"中正"之性，故其组方精巧，为后世所推崇，广泛用于临床而收效良好。方中半夏辛温，燥湿化痰，降逆和胃止呕为君。竹茹微寒，清化热痰，止呕除烦为臣。陈皮辛苦温，行气化痰。枳实苦辛微寒，下气除痰，以宣畅气机。茯苓甘平，健脾利湿，湿渗则痰亦除。生姜、大枣鼓舞胃气，炙甘草调和诸药。方中诸药配伍，相辅相成，微温而不燥，行气机以宣郁，祛痰热而清胆，为治胆热痰扰之郁证的首选方剂。

若胆郁热盛者，可于方中加醋柴胡、黄芩以增疏郁清胆之力。若心烦惊悸甚者，可于方中加黄连以清心，加炒枣仁以宁心安神。随证化裁，不拘一格，但总以温胆汤为祖方。

（三）验案举隅

［病案1］常某，女，27岁，1987年2月11日初诊。

患者5个月前顺产一女婴，母女皆健。因其婆母重男轻女，对其生女孩喋喋不休，致患者心情郁闷，常自哭泣，奶水不下。3个月前出现头痛，眩晕，失眠，健忘，心中惊恐，如人将捕之，心情烦躁，常欲毁物而心中方觉舒畅。1个多月前饮食大减，食之味同嚼蜡，时发恶心欲吐，口中干苦。望其面色晦暗，两目发直，坐立不安、舌边红苔黄略厚而腻，脉弦数。

病由抑郁而起，气机不畅，郁而化火，以致胆热。木旺乘土，胃失和降，而液聚为痰。胆热痰扰，发为郁证。

诊断：郁证——胆热痰扰。

治法：理气清胆，化痰和胃。方用温胆汤加减。

方药：半夏10g，竹茹10g，陈皮10g，枳实6g，茯苓15g，醋柴胡6g，黄芩6g，龙胆草6g，炒枣仁15g，炙甘草6g，生姜3片，大枣4枚。5剂，水煎服。

嘱患者服药期间少食油腻，忌辛辣，并告之病情不重，如能宽怀自解，谅解婆母，药后自然痊愈。另嘱其丈夫劝导其母，体谅儿媳，否则病难治愈。

2诊（2月17日）：诸症大减，并云婆媳和好，心情舒畅。惟饮食仍觉乏味，口中时时泛苦，舌边稍红苔薄黄，脉弦。

上方去炒枣仁、生姜、大枣、龙胆草，加白蔻仁6g，焦山楂、焦神曲、焦麦芽各15g。再服5剂，隔日1剂。

药后病解，随访2年未再复发。

[病案2] 崔某，男，24岁，1996年5月8日初诊。

患者于上大学期间在同学中交一女友，相处4年，感情日笃。1年前男方提出结婚，方知女方已移情别恋。情怀抑郁，又不愿告诉亲友，恐人见笑。由此心情烦躁，常自踽踽独行，晚上常蒙被饮泣，渐至饮食减少，时常忘记吃饭，亦不觉饥饿，口苦，恶心，头晕昏沉，遗精，盗汗，失眠，多梦，时常噩梦纷纭，每由梦中惊醒后心悸不止。诊其形体消瘦，面色晦滞，两目白睛多红丝血缕，时时太息，舌暗红苔黄厚腻，脉弦滑数而左关弦劲。自述对失恋之事已能想通，但病情如此，已丧失生活信心，因而心情矛盾焦虑，曾服西药镇静剂数月无效，特来中医"咨询"并求治。

病因失恋而发，情志抑郁，肝胆郁热而相火妄动，胃失和降而痰浊中阻。胆郁痰扰，郁证乃生。

诊断：郁证——胆热痰扰。

治法：理气清胆，化痰和胃，兼泻相火。方用温胆汤加减。

方药：半夏10g，竹茹10g，陈皮10g，枳实10g，胆南星10g，茯苓20g，郁金10g，黄芩10g，黄连6g，黄柏10g，知母10g，生龙骨、生牡蛎各20g。5剂，水煎服。

嘱其停服镇静药，按每日早晚各1次煎服中药。并开导患者，树立信心，当须慢慢调理，不能急于求成。

2诊（5月14日）：服上方5剂后复诊，自述遗精、盗汗已止，睡眠转佳，每夜能睡4～5小时，噩梦亦减少，但仍时有出现，余症如前。自称对治疗有信心。舌脉同前。原方再10剂。

3诊（5月26日）：面带笑容，自述食量渐增，但饮食仍觉乏味，口苦恶心已除，头目自觉清爽，惟时有烦躁。诊其面色转润，两目白睛红丝已去，舌略红，苔薄黄腻而干，脉弦滑。痰热大减之象。

原方去胆南星、黄连、黄柏、知母，半夏、黄芩减至 6g，加莲子心 3g，麦冬 12g。10 剂。

4 诊（5 月 6 日）：诸症悉除，惟饮食乏味。舌淡红苔薄白，脉弦滑。痰热已除，胃气未复之象。

参苓白术丸 20 袋，每服 6g，日服 3 次，以收其功。

五、针药合治急性耳源性眩晕30例体会

急性耳源性眩晕，又称前庭周围性眩晕，主要指内耳前庭感觉器官、前庭神经节及前庭神经疾患所致眩晕。临床上以突然感觉自身或周围物体有旋转、浮沉、倾斜的立动性幻觉为特点，常同时伴有恶心、呕吐、出汗及面色苍白等迷走神经兴奋的症状。西医学将其列为五官科疾病之一，但是在基层中医院是常见的内科急症之一。1993年以来，作者与张护龙医师共接诊此类患者30例，均采用针药合治的方法，取得了满意的临床疗效，现报告如下。

（一）临床资料

1. 病例选择

参考《实用中西医结合诊断治疗学》关于耳源性眩晕的诊断标准，严格排除中枢性眩晕，本组30例均符合本症诊断。

2. 一般资料

本组30例中男18例，女12例；年龄18～40岁24例，41岁以上者6例；初患此症者16例，有既往类似史者14例。

3. 临床症状及体征

30例共有症状为突发性眩晕，眩晕随体位的改变而加重，恶心呕吐，出汗，面色苍白。其中有21例伴有不同程度的听力

减退和高音调耳鸣；有 6 例伴有轻度的外感。在查体中发现 21 例有自发性眼震；28 例血压在正常范围之内，有 2 例血压偏高（170/90mmHg，均为 41 岁以上组）；脉象浮滑者 18 例，沉滑者 12 例；舌质淡红苔薄白腻者 14 例；舌质淡苔白腻者 16 例。

（二）治疗方法

初诊均采取十宣放血后针刺双侧内关透外关，行针 20 分钟。手法以得气后提插捻转手法持续 1 ～ 5 分钟。用以上方法后本组病例全部得到不同程度的缓解，即眩晕明显控制，恶心呕吐减轻。

基本方：柴胡 12g，半夏 12g，黄芩 12g，生姜 4 片，大枣 4 枚，党参 12g，桂枝 10g，泽泻 20g，旋覆花（包煎）20g，代赭石 20g，吴茱萸 3g，茯苓 30g。

方剂加减和服药方法：大便平素正常而患病后 3 日未大便者，加枳实 12g；失眠者，加石菖蒲 12g，远志 10g；恶心呕吐无法口服中药或中药刺激发呕者，嘱其先将生姜捣汁饮 2 ～ 5mL 或含 1 小片生姜，待口中有麻辣感后再服中药，并采取少量多次的方法服药，以免吐出而无功。在中药的用量上，初诊第 1 ～ 3 天均每日两剂，每 6 小时服 1 次，每剂药煎 2 次兑匀分服，3 天后急性症状基本稳定，则采取日 1 剂常规服。

（三）治疗结果

1. 疗效标准

治愈：病因解除，眩晕和伴随急症消除，并能正常生活。

好转：病因基本消除，眩晕等主要症状明显好转，一般生活自理，但活动多时有头晕感。

无效：病因未解除，眩晕及伴随症状未消除，改用其他方法治疗。

2. 治疗结果

30例中，治愈21例，占70%；好转9例，占30%。总有效率为100%。

（四）讨论

1. 急性耳源性眩晕症在中医学中当归于"眩晕""恶心""呕吐"范畴，致病原因颇为复杂。作者认为病因病机应属外感引动体内之伏邪，邪盛而正不衰的实证。

所谓外感，指的是外感风寒之邪，这种风寒之邪并未以外感表证的形式反映出来，而是风寒直中于内，以肝胃为中心，与素寓体内之痰饮水湿交织在一起，借风势从中焦直犯颠顶，充斥耳目，而反映出急性眩晕、恶心、呕吐等急症。

2. 在治疗上采取了枢转少阳，温化寒邪，降气化痰，导水下行的综合治疗方法。取十宣放血，急与疏达气机，导邪外泄，苏厥救逆。又取内关透外关穴，宁心安神，通络安中。取捷效于针刺，同时煎服中药以治本。

3. 在方剂的组合上，按照上述病因病机，取小柴胡汤以祛新感之邪，和解少阳枢机。苓桂术甘汤、吴茱萸汤、泽泻汤、旋覆代赭汤合方化裁，共奏温化水饮、降逆消痰、升清降浊之功，使外邪得解，痰饮得除，枢机通利，清气上充，则眩晕自止。

六、通腑逐瘀，豁痰开窍法治疗关格析理

"关格"之名，始见于《黄帝内经》。《素问·六节藏象论》云："人迎与寸口俱盛四倍以上，为关格。"《灵枢·脉度》云："阴气太盛，则阳气不能荣也，故曰关；阳气太盛，则阴气弗能荣也，故曰格；阴阳俱盛，不得相荣，故曰关格。关格者，不得尽期而死也。"上述文字指出了关格之脉象及病机。至《伤寒论》则指出了关格的具体临床表现："关则不得小便，格则吐逆。"《证治汇补》中，将"关格"附于"癃闭"之后，对其病机、临床表现及预后论述更为明确："既关且格，必小便不通，旦夕之间，陡增呕恶。此因浊邪壅塞三焦，正气不得升降，所以关应下而小便闭；格应上而生呕吐。阴阳闭绝，一日即死，最为危候。"

由以上古代文献的论述可以看出，关是指小便不通，关闭于下；格是指恶心呕吐，格逆于上。究其关与格二者之间的关系，则往往由关而致格。因其下窍关闭，小便不通，甚或大小便俱不通，体内代谢的废物不得排泄，浊气充塞，阻闭气机，则使胃失和降，其气上逆而为呕恶。浊气不得泄，水谷不能入，化源已绝，故病势危重。其临床表现与西医学的肾功能衰竭尿毒症相符。笔者曾用通腑逐瘀、豁痰开窍法治疗关格，疗效满意，现奉验案并分析讨论如下。

范某，男，55 岁，退休工人，1986 年 11 月 4 日初诊。

患者平素嗜酒，患高血压病 20 余年，血压最高达 210/130mmHg，平时服用降压药控制，一般在 180/120mmHg 上下，5 年前已因病退休。20 天前参加邻居晚辈婚礼，饮白酒过多（约 300mL），当晚眩晕，恶心，早早入睡。次日晨起精神萎靡，头痛嗜睡，血压 220/140mmhg，自服降压药无效而送急诊，诊断为肾功能衰竭。当即留观察室治疗，5 天后病情未见好转而转院急诊观察，治疗半个月，病情加重，无尿，恶心呕吐，神志不清，医生告家属已无好转希望，动员回家准备后事，家属遂接其回家，出院诊断为尿毒症。家属报一线希望，恳请中医出诊，并称"亲友均知道病情危重，但请医生死马权当活马治，延长其生命，以尽人事"。

诊见：形体肥胖，呼吸气粗，面色紫暗，口唇焦裂，牙齿枯燥积垢，齿龈有血痂，两目呆滞，神志迷糊，时有谵语，腹部胀满，叩之有声，按之腹中粪团累累，下肢浮肿，按之凹陷，四肢徐徐抽动，手足不温。询其家属，5 天来每昼夜尿量少于 100mL，尿色深红，有时整日点滴皆无，大便 20 日未行，每日食稀粥不超过 200mL，时有恶心呕吐。体温 36.8℃，血压 210/140mmHg，心率 120 次/分，律不齐。舌紫暗苔黄厚燥裂，脉沉数结代。

辨证：燥屎结于肠腑，痰瘀阻闭心窍，已成关格重症。

治法：急以通腑逐瘀，豁痰开窍。方用牛黄承气汤合清宫汤加减。

方药：生大黄粉（另包）10g，生地黄 15g，玄参 15g，麦冬 10g，连翘 12g，淡竹叶 6g，牡丹皮 10g，赤芍 10g，竹沥 30g（兑冲），胆南星 12g，石菖蒲 10g，郁金 12g，羚羊角粉（另包）3g。2 剂，水煎服。

嘱其家属：汤剂浓煎，每煎取汁100mL，每剂2煎，早、晚6点各服1次。每煎中冲入生大黄粉半包（5g），竹沥30g，化入牛黄清心丸2丸，慢慢灌服。并嘱家属，下午6点服第1煎，至夜间12点前后当有大便，若下大便则从第2煎开始将生大黄粉减半冲，若不下则仍按原量冲服。

次日晨5点，家属电话告知：遵嘱用药后，患者于凌晨两点许下大便，为黑色、栗子般大之干燥粪球，落于便盒中当当有声，排出总量约有1kg。便后神志即清，并能扶之坐起，患者声言想吃粥，当即予食两小碗（约500mL）。嘱其从第2煎将生大黄粉减半。

2诊（11月7日）：药后神志已清，能进行应答，但说话迟缓，两目转动不灵活，呼吸均匀，面色略暗，抽搐已止，手足转温，每昼夜尿量500mL，时有恶心。血压200/130mmHg，心率100次/分，律不齐。舌暗红，苔黄略厚而干，脉弦数结代。

上方生大黄粉减为3g，去羚羊角粉，牛黄清心丸减为每煎1丸，再5剂。

3诊（11月13日）：神志清醒，应答如常，面色稍暗，每昼夜尿量渐增至800mL，每日能进食100～200g，血压190/130mmHg，心率80次/分，律齐。舌暗红，苔黄略厚而干，脉弦略数。7日方去竹沥，10剂，隔日1剂。

4诊：10剂药后再诊，每昼夜尿量渐增至1500mL左右，血压180/130mmHg。舌红，苔薄黄略干，脉弦。实邪已除，阴液未复之象。方用增液汤以复其阴。方药：生地黄15g，玄参15g，麦冬12g。15剂，水煎服。

药后基本恢复正常，嘱服六味地黄丸，每次1丸，日服3次，连服半个月收功。

愈后4年未再发任何疾病，后又因饮酒过量突发脑出血死亡。

分析：患者体胖而嗜酒，其素体湿热内蕴可知。酗酒后酒毒湿热蕴结，酿而生痰，痰热内阻，则气机闭塞。痰热愈阻则气机愈闭，气机愈闭则痰热愈聚，恶性循环，致水谷排泄之道路闭阻，则下"关"而见大小便不通。胃气不降，浊气上泛，则上"格"而恶心呕吐。浊气上泛清窍则眩晕、头痛。痰热阻闭，气血不通，则血行瘀阻，痰瘀阻闭心窍，心神蒙蔽，故神昏谵语、两目呆滞。痰热阻滞，肺气上逆，故呼吸气粗。痰热凝结，气机郁滞，化火伤阴，肠燥失润，则大便燥结不下。燥屎内阻，气郁化火，伤阴更甚，故口唇焦裂、牙齿枯燥。浊气上泛，积于牙齿，故齿上积垢。热伤血络，则齿龈出血而见血痂。水液不行，泛溢肌肤，则下肢浮肿。气机闭塞，阳气不达于四末，则手足不温。痰热扰肝，肝风内动，故四肢抽搐。面色及舌色紫暗、脉沉而结代，皆为气滞血瘀之象；舌苔黄厚燥裂、脉数，均是痰热内盛之征。

综观其证，其演变过程可概括为：因湿热而生痰，因痰热而成瘀，因痰热气滞化火伤阴而致燥屎内结。痰热、瘀与燥屎互结，新陈代谢障碍，其所形成之病理产物不去，则阴液更伤。邪踞阴伤，终致下关上格，病势垂危。

患者病势危殆，邪踞阴伤，其治疗首先应着眼于祛除踞聚于体内的病理产物，即《素问·汤液醪醴论》所谓"去宛陈莝"。因其病理产物乃燥屎、瘀血与热痰，故法当通腑、逐瘀、豁痰。

方中以生大黄粉为君，苦寒攻下，荡涤肠腑，凉血逐瘀，一药两治，生用则其力更雄。牡丹皮、赤芍助大黄凉血逐瘀。竹沥、胆南星与牛黄清心丸共用，清化热痰而豁痰开窍。石菖蒲、

内科篇

郁金共用，芳香开窍，宣畅气机。羚羊角粉凉肝以息风。连翘、淡竹叶清心透热，竹叶兼利小便。生地黄、玄参、麦冬清热养阴生津以扶其正。诸药配伍，通腑泄热，逐瘀行血，豁痰开窍，使有形之邪一去，气机通畅，则其"关"得通，其"格"自除。

4诊时邪气尽去而阴液难复，故以增液汤甘寒之剂缓缓调理，最后用六味地黄丸以收其功。

七、燮理阴阳法治疗男性不育症

男子结婚后，夫妻同居 2 年以上，女方生殖功能正常，未避孕而不育者，可视为男性不育症。导致男性不育的原因较多，如精子总数少、死精多、活动精子百分率低、液化时间不正常等。这类患者往往自服大量人参、鹿茸、鹿鞭等壮阳之品，或寻无照游医求治，不唯罔效，甚至产生种种弊端。遵循中医辨证论原则进行治疗，每能收到良好效果。

据笔者临床观察，这类患者多呈肾虚表现。有偏于肾阴虚者，有偏于肾阳虚者，亦有阴阳两虚者。论其治疗，无论偏于肾阴虚还是偏于肾阳虚，或阴阳两虚，均当以燮理阴阳为法。

肾阴与肾阳，是人体阴阳之根本。二者之间，既相互制约，又相互依存，维持着人体一身阴阳的平衡，这种关系称为"阴阳互根"。正因为肾阴与肾阳相互为根，所以在病理状态下虽然既可以出现肾阴虚，亦可以出现肾阳虚，但发展到一定阶段往往一损俱损，即"阴阳互损"而呈阴阳两虚的临床表现。在治疗上，就应当针对阴阳俱损的病机，采取燮理阴阳之法，补阴以生阳，补阳以化阴，使阴生阳长，以恢复其动态平衡。若见偏于肾阴虚即单纯以补阴为治，因其缺乏阳气之蒸腾，则虽大力补阴而阴终不得生，甚则凝而不化。若见偏于肾阳虚即单纯以补阳为法，因其缺乏肾阴之涵养，则反使阳气无制，亢而为害。临床常见以大

内科篇

量人参、鹿茸、鹿鞭等峻补助阳之品治疗男性不育，不仅药价昂贵，而且疗效不佳，甚或反生他变者，正是由于用药偏颇所致。所谓燮理阴阳，就是依据阴阳互根的理论，用药物调和偏虚之肾阴与肾阳，使其同生同长，以恢复其动态平衡，达到"阴平阳秘"的生理状态。正如明代医学家张景岳在《景岳全书·新方八阵》中所说："善补阳者，必于阴中求阳，则阳得阴助而生化无穷；善补阴者，必于阳中求阴，则阴得阳升而泉源不竭。"现结合笔者治疗男性不育症的临床验案分析如下。

岑某，男，28岁，已婚，2001年3月9日初诊。

患者婚后夫妻同居已3年余，一直未育，女方检查生殖功能正常。自述性欲淡漠，早泄，自觉精液清冷。精液常规实验室检查：1次排出精液量约3mL，灰白色，计数2000万，死精70%，活动精子百分率30%。几年前曾在阴冷潮湿之地下室居住近4年之久，下半身发冷，两腿尤其两小腿冰冷疼痛至骨。诊其脉弦滑右尺无力，舌尖红苔薄黄，口唇鲜红如樱桃。

辨证：肾阴肾阳两虚。

治法：燮理阴阳。

方药：生地黄、熟地黄各20g，山茱萸、牡丹皮、炮附子、仙茅、淫羊藿、益智仁、五味子各10g，山药、女贞子、旱莲草、蛇床子各15g，肉桂4g，茯苓、菟丝子各20g，阿胶珠12g。7剂，水煎服，每日1剂。

另予外用方：生附子、桂枝、川牛膝各15g，威灵仙30g。2剂，煎汤泡脚，每晚泡40分钟，每剂药可连用3日。

2诊（3月17日）：自觉下半身发冷减轻。原方去山茱萸，加怀牛膝15g，鹿角霜20g。7剂。外用方2剂，仍每日泡脚。

3诊（3月23日）：下肢冷痛大减，性功能增强。3月17日方去鹿角霜 7 剂。外用方 2 剂，仍每日泡脚。

4 诊（3 月 30 日）：下肢冷痛基本消失，性生活良好。3 月 23 日方加鹿角胶（烊化冲)10g,7 剂。外用方 2 剂，仍每日泡脚。

5 诊（4 月 7 日）：性功能已完全正常。4 月 6 日精液常规实验室检查：1 次排出精液量约 3mL，黏稠，灰白色，计数 3800 万，活动力较好，活动率 70%。疗效已大显，以 3 月 30 日方 5 剂，共研极细末，水泛为丸，如梧桐子大，每服 10g，日服 3 次。

5 月 18 日来告，其妻已怀孕。

分析：该患者虽正值青年，但因长期居处寒冷潮湿之地，阳气受损，日久伤及肾阳而致肾阳虚衰，温煦失权，故下半身冷，甚至小腿冷痛彻骨，精液清冷。阳虚火衰，鼓动无力，故性欲淡漠，精子活动力低下且死精多。阳虚日久，阴无以化，则阳损及阴而至肾阴亦虚，精无以生，故精子总数少。其脉右尺无力乃肾阳不足之兆，而舌尖红，口唇鲜红，则为肾阴亏损之征。综观其证，属肾阴肾阳两虚，故用燮理阴阳之法，于水中补火，则其火自旺；于火中补水，则其水自生。

方中生地黄、熟地黄、山茱萸、山药、牡丹皮、茯苓、肉桂、炮附子是金匮肾气丸加减，滋阴与助阳之药同用，使其肾中阴生阳长，则肾气自充。女贞子与旱莲草合用名为二至丸，有滋阴益肾之功；仙茅与淫羊藿合用名为"二仙汤"，有补肾壮阳之效。二至丸与二仙汤并用，一以滋阴，一以壮阳，相辅相成，燮理阴阳。阿胶为血肉有情之品，滋阴补血以生其精。益智仁暖肾助阳以固其精。菟丝子、蛇床子、五味子合用名为"三子丸"，有温肾壮阳、兴奋性功能之功效。2 诊去山茱萸，用怀牛膝代之以补肾，且取其行下肢而有通血脉利关节之长。加鹿角霜者，是取其益肾助阳之功。4诊用鹿角胶，是取其血肉有情之品以温肾益精。阿胶滋阴补血而鹿角胶温肾益精，二者共用，阴阳相济，填补生精之力尤强。据笔者临床体会，补肾阴之药有生精以提高精子总数之作用，而补肾阳之药，则有增强精子活力之功效。方中诸药配伍，补阴生精以温阳化气，补阳助火以化气育阴，使阴精生而阳气长，故服药1个月后性功能正常，精液常规检查基本正常。再以原方为丸剂长服，以巩固疗效。

其下半身冷，小腿冷痛彻骨，是寒湿伤阳所致。若内服大队温散之品，恐其反致耗损肾中阴阳，故用生附子、桂枝、川牛膝、威灵仙煎汤泡脚，使其散寒除湿而无耗散伤正之弊。内外合治，共奏扶正祛邪之功。

八、疏风清热、化痰活瘀法在痤疮治疗中的应用

痤疮，是一种毛囊、皮脂腺的慢性炎症性病变，以面部、胸背部居多，尤以颜面部为主。其临床特点是皮肤见粉刺、丘疹、脓疱、结节、囊肿等损害，皮损严重者可见瘢痕累累，且常伴见皮脂溢出。此病多见于青年男女，近年来临床常见以女性居多。

痤疮之发生，往往是外邪诱发内因而为患。究其内因，患者多为青年气血旺盛之人，又兼平素嗜食甜腻或辛辣之味，每有蕴热积于胃肠，凝聚日久，则气为之郁，气郁则津凝而为痰，血涩而成瘀。内因即伏，则外邪一引即发。其外因者，多为风热之邪。因风热为阳邪，其性上行，故其病多发于颜面。也就是说，痤疮是蕴热、痰凝、血瘀由风热而诱发。其颜面潮红，乃风热上攻之象。丘疹凸起，甚至形成脓肿、结节，是痰、瘀郁阻之征。因此，其病因病机为：风热上攻，夹痰瘀滞于肌肤。痰与瘀均为有形之邪，其聚也渐，故其消也难，这也正是痤疮反复发作，经久难愈的原因之所在。

既然痤疮的病因是风热、痰、瘀，则其治疗，当以疏风清热、化痰活瘀为法。笔者根据这一治法，在临床中将药物分为疏风散郁、清热解毒、化痰散结、凉血活瘀 4 类，针对患者具体病情，随证组方，每获良效。

内科篇

①疏风散郁药：每取辛温与清凉并用，用辛温药物取其辛味、温性，既能疏散外感风邪，又可发散郁滞之气，即《黄帝内经》所谓"火郁发之"之意。如荆芥穗、防风、羌活、藁本、白芷。用清凉药物，是取凉性以清透泄热。常用药物：牛蒡子、蝉蜕、蔓荆子、白蒺藜、秦艽。

②清热解毒药：这类药物有清解气分热毒之功。如白鲜皮、白花蛇舌草、秦皮、土茯苓、虎杖、苦参、地肤子。若痤疮而生脓疱、脓肿者，则用蒲公英、紫花地丁、金银花、连翘、野菊花。

③化痰散结药：这类药物中，有的属化痰药，如瓜蒌、清半夏。有的属散结药，如夏枯草、生牡蛎。有的既能化痰又可散结，如浙贝母、白芥子。

④凉血活瘀药：这类药物中，有的长于活血化瘀，如当归、川芎、桃仁、红花、刘寄奴、炮山甲。有的长于养阴凉血，如生地黄、玄参。有的既凉血又活血，如牡丹皮、赤芍、紫草、丹参。

痤疮患者，局部每有痒、痛之患，上述药物中，荆芥、白芷、白蒺藜、蝉蜕、白鲜皮等皆有止痒之功。而活血之品，多有止痛之效。故治其痒、痛，无须另选别类药物。

应当说明的是，上述药物为笔者于临床中所常用，但并非将所有药物堆砌使用，而是视患者之病情，斟酌选取。如风热为重者，则以疏风清热为主，辅以化痰活瘀；若内热痰瘀为重者，则以清热解毒、化痰活瘀为主，辅以疏风散邪。在内服治疗的同时，还可嘱患者将煎服后的药渣再煎，熏洗患部，以拔邪外出，则疗效更佳。另须叮嘱患者，在服药期间，忌食羊肉、鱼虾及辛辣食品，以防助热发疮。

女性患者于月经前痤疮频发者，是经血未行，瘀热内结，可于经前10天选上述药物组方治疗。而经后，则以养血清热方调理之，方药如当归10g，川芎10g，生地黄20g，白芍10g，紫草10g，丹参20g，玄参15g，白蒺藜15g，蝉蜕6g，秦艽10g。

另外，痤疮患者每有大便干燥，甚至3～5日一行者，治疗可用大剂量全瓜蒌（30～60g），其皮可化痰，其仁可润肠通便。若大便燥结甚者，可用生大黄泻下通便，凉血解毒，活血化瘀。

［病案1］于某，女，26岁。

患者于3年前颜面部发出痤疮，初起仅额部及鼻两旁发出，逐渐发展至密布满面。新出者微有热、痒感，每于月经来潮前1周发出较多，经后减少，随月经周期反复发作。曾自服治痤疮丸药及外用软膏，效果不显。症见面部痤疮密布，陈旧者色暗褐，新发者色鲜红，细小如粟米，个别新发者有白色脂栓，舌尖红苔薄白，脉弦滑略数。

辨证：风热上攻，痰瘀阻络。

治宜：疏风清热，化痰活瘀。

方药：荆芥穗10g，白芷10g，白蒺藜10g，秦艽10g，白鲜皮10g，浙贝母10g，川芎10g，刘寄奴30g，牡丹皮10g，赤芍10g，紫草10g，玄参15g。10剂。

2诊：服上方10剂后面部痤疮未再新起，旧有之痤疮渐消，舌脉同前，原方再服7剂。

3诊：服上方3剂后月经来潮，此次经前痤疮不仅未增多，旧有者仍见消退，故患者未停药而坚持服用。诊见痤疮大部分消退，仅鼻两旁尚存，舌淡红苔薄白，脉弦滑。原方再7剂以收功。

分析：本例患者面部痤疮已3年。其病之内因是痰瘀阻于

内科篇

肌肤之血络，外因则为风热上攻。每于行经之前，血蓄于下，蕴郁生热，热无出路，反与风热搏结于上，故痤疮发出较多。其病机为风热痰瘀上攻，气血壅滞于面部，故治疗以疏风清热、化痰活瘀为法。方中荆芥穗、白芷、白蒺藜、秦艽相配，辛温与清凉共用，疏散风邪，发其郁积之热，使风热外达。白鲜皮清热解毒止痒。浙贝母化痰软坚，散其郁结之痰。川芎、刘寄奴、牡丹皮、赤芍、紫草互伍，寒温并施，凉血活瘀，祛其瘀滞之血。玄参养阴凉血，养阴而补其血中津液，更有助于瘀血之消散。诸药配伍，疏散上攻之风热，化其郁结之痰瘀，使气血流通，邪有出路，其痤疮自消。

[病案2] 周某，男，24岁。

患者2年前发出痤疮，初起发于面部，逐渐延及胸、背，颈项及臀部亦有少量发出。症见面部及胸、背部痤疮密集，大小参差不齐，多为黑头粉刺样丘疹，小者如粟米，大者如黄豆，用手挤按有白色脂栓溢出。颜面潮红，丘疹周围皮肤暗红，有的丘疹上有小脓疱，甚者形成脓肿，陈旧者形成结节。大便干燥，3～4日一行，患者平素嗜酒，喜食涮羊肉及辛辣之品；舌红，苔薄黄腻，脉滑数。

辨证：风热蕴毒，痰瘀内阻。

治法：清热解毒，化痰活瘀。

方药：荆芥穗10g，羌活10g，白蒺藜10g，秦艽15g，白鲜皮12g，土茯苓30g，苦参15g，地肤子15g，蒲公英20g，紫花地丁20g，野菊花20g，连翘15g，浙贝母10g，全瓜蒌30g，川芎12g，刘寄奴30g，生地黄20g，牡丹皮10g，紫草15g，生大黄（后下）6g。10剂，每日1剂，水煎服。

嘱患者服药期间戒酒，禁食羊肉、海鲜及辛辣食品，并告患者，每剂药煎煮 3 次内服，药渣再煎，熏洗患部。

2 诊：服上方 10 剂后，痤疮未再新起，旧有痤疮之脓疱、脓肿消失，大便通畅，每日一行，舌脉同前。原方去秦艽、苦参、地肤子、生大黄，加夏枯草 12g，白芥子 10g。10 剂。

3 诊：服药 10 剂，面部及胸、背部细小痤疮已消退，颈项部及臀部已极少，形成结节者已见软化。

热毒及痰瘀已减，更方为荆芥穗 10g，羌活 10g，白蒺藜 10g，浙贝母 10g，瓜蒌皮 30g，白芥子 10g，川芎 10g，刘寄奴 30g，紫草 10g，牡丹皮 10g，炮山甲 10g，生牡蛎（先煎）30g。

4 诊：服药 15 剂，面部及身上痤疮大部已消退，唯大如黄豆、形成结节者仍散在于胸、背部，舌淡红苔薄白，脉弦滑。上方药物加减制成丸剂，以求渐消缓散之功。

荆芥穗 100g，羌活 100g，白蒺藜 200g，浙贝母 100g，瓜蒌皮 100g，白芥子 50g，川芎 100g，刘寄奴 200g，紫草 200g，牡丹皮 50g，炮山甲 30g，皂角刺 50g，夏枯草 100g，生牡蛎 200g，芒硝 20g。上诸味药共为细末，水泛为丸，如绿豆大，每服 10g，日服 3 次。2 个月后痤疮结节消退。

分析：本例患者平素嗜酒且喜食羊肉及辛辣食物，日久内热由生，热耗津而凝聚为痰，耗血而黏滞成瘀。痰热内结，与风热相搏，蕴郁成毒，气血壅滞不通，故痤疮密布，遍及颜面及上身，且形成结节。因热毒不得发越，故使血肉腐败而生脓疱、脓肿。治当先予清热解毒，化痰活瘀。一诊方中荆芥穗、羌活、白蒺藜、秦艽疏透宣发以散其郁结之热。白鲜皮、土茯苓、苦参、地肤子清热解毒。蒲公英、紫花地丁、野菊花、连翘清热解毒以消痈肿。浙贝母、瓜蒌皮化痰软坚。川芎、刘寄奴活血化瘀。牡丹皮、紫草、生地黄凉血散瘀。生大黄凉血活瘀，泻下燥结。瓜蒌仁润肠通便。2诊脓肿已消，大便通畅，故减清热解毒之品。去大黄，防其苦寒伤正。加夏枯草、白芥子以增软坚散结之力。3诊痤疮已渐消退，故去清热解毒之品而以疏风散郁、化痰、活瘀药为主。加炮山甲者，以其走窜之功而增活血化瘀之力。生牡蛎软坚散结。4诊改用丸剂，是因其结节日久，痰瘀凝聚难消，以丸剂缓求其功。方中用皂角刺，是以其走窜之力而行气机，促进痰瘀之消散。芒硝咸寒，软坚散结之力尤强。丸剂之力虽缓，但以渐消缓散之功见长，故两个月之后结节得消。

妇科篇

一、月经病提要

月经病，是指以月经的周期、经期、经量、经色、经质出现异常，或伴随月经周期而出现局部或全身症状为临床特征的病变。究其病因，总得来说，不外乎外感与内伤两个方面。外感者，因于六淫邪气外袭。内伤者，或因于先天不足，或因于房劳过度，或因于产多乳众，或因于七情所伤，或因于饮食不节。其病机则为脏气受损，功能失常，气血失调，殃及冲任。其病变脏腑主要涉及肾、肝、脾三脏。

月经病的诊断应重点掌握月经的期、量、色、质的异常改变，其中尤以经期和经量更为重要，由此而抓住主症作为诊断依据。由于月经病中，期、量、色、质的改变往往同时出现，或伴有其他病变，故如何抓住主症而准确鉴别诊断亦应高度重视。

月经病的辨证重点在于依据月经的期、量、色、质的改变及全身症状与体征，判定其寒、热、虚、实之属性及脏腑部位。

月经病的治疗须以调经为大法，针对病性及病位，分别采取调理气血、补肾、扶脾、疏肝、调固冲任等具体措施。本文将月经病分为月经周期失常、月经经期失常、月经经量失常、痛经、经行前后诸病、绝经前后诸症6个方面提要介绍。

妇科篇

（一）月经周期失常的病变

健康女性一般 14 岁左右月经初潮，至 49 岁左右绝经，一生中月经来潮大约持续 35 年左右。每两次月经的间隔时间称为月经周期，正常月经周期为 28 天，最少不少于 21 天，最多不超过 35 天。也就是说，凡月经周期在 21～35 天又无所苦者，可视为周期正常。月经周期失常的病变临床常见者有月经先期、月经后期、月经先后无定期、经间期出血、崩漏和闭经等。

1. 月经先期

月经先期，是指月经周期提前 7 天以上，甚至 1 月两潮，连续两个月经周期以上者，亦称经期超前、经行先期、经早。临床常见气虚、血热两类证候。

（1）气虚证：乃因于脾气虚弱，统摄失权，冲任不固。其主症是月经先期、经血量多、色淡、质稀，兼见气虚诸症。治当补气摄血，固冲调经，方用补中益气汤加减。

（2）血热证：乃因于热扰冲任，迫血妄行，临床又有实热证与虚热证之分。

①实热证：因于阳盛火炽，迫血妄行。其主症是月经先期、经血量多、色深红或紫、质稠，兼见热盛诸症。治当清热凉血，固冲调经，方用清经散加减。若因肝郁化热而致血热妄行者，则每兼胸胁、少腹、乳房胀痛，治当疏肝解郁、凉血调经，方用丹栀逍遥散加减。

②虚热证：因于阴虚内热，扰及冲任而致血海不宁。其主症是月经先期、经血量少、色红、质稍稠，兼见阴虚内热诸症。治当养阴清热、固冲调经，方用两地汤加减。

月经先期的诊断要点是：月经周期提前 7 天以上，或连续两个月经周期以上，注意与月经过多、月经过少、经间期出血、崩漏相鉴别。

2. 月经后期

月经后期，是指月经周期推迟 7 天以上，甚至 40～50 天一潮，连续两个月经周期以上者，亦称经行后期、经期错后、经迟。临床常见血寒、血虚、气滞 3 类证候。

（1）血寒证：乃因于寒凝血瘀，阻于冲任，血行不畅。临床又有实寒证与虚寒证之分。

①实寒证：因于阴寒凝滞，血行瘀阻。其主症是月经后期、经血量少、色黯、有瘀块，兼见实寒诸症。治当温经散寒、活血调经，方用温经汤（《校注妇人良方》）加减。

②虚寒证：因于阳气不足，温煦失权，血行瘀涩。其主症是月经后期、经血量少、色淡、质清稀，兼见虚寒诸症。治当扶阳祛寒、养血调经，方用艾附暖宫丸加减为汤剂。

（2）血虚证：乃因于营血不足，冲任亏虚，血海不能按时满溢。其主症是月经后期、经血量少、色淡、质稀、无血块，兼见血虚诸症。治当补血调经，方用大补元煎加减。

（3）气滞证：乃因于气机不畅，血行艰涩，阻滞冲任。其主症是月经后期、经血量少、色黯或有血块，兼见肝郁气滞诸症。治当理气调经，方用乌药汤加减。

月经后期的诊断要点是：月经周期推迟 7 天以上，若连续两个月经周期以上，应与妊娠、妊娠出血、月经过少相鉴别。

3. 月经先后无定期

月经先后无定期，是指月经周期严重紊乱，或提前，或推迟 7 天以上，或连续 3 个月经周期以上者，亦称经水先后无定期、经水无定、经行或前或后、经乱。临床常见肝郁、肾虚两类证候。

（1）肝郁证：乃因于情志不遂，肝失疏泄，气血失调。血海蓄溢失司。疏泄太过，则经血提前而至；疏泄不及，则经血推迟而来，周期紊乱。其主症是月经周期紊乱、经血量或多或少、色紫红、有血块、经行不畅，兼见肝气郁结诸症。治当疏肝解郁、理气调经，方用逍遥散加减。

（2）肾虚证：乃因于肾气不足，冲任失调，血海蓄溢失司，封藏溢泄紊乱。其主症是月经周期紊乱、经血量少、色淡或淡黯、质清，兼见肾虚诸症。治当补肾调经，方用固阴煎加减。

月经先后无定期的诊断要点是：月经周期严重紊乱，或提前或推迟均在 7 天以上，若连续 3 个月经周期以上，应与崩漏相鉴别。

4. 经间期出血

经间期出血，是指在两次月经之间，絪缊之时，阴道出血，血量少于正常月经量，持续 2～3 天，周期性发作者。临床常见肾阴虚、湿热和血瘀 3 类证候。

（1）肾阴虚证：乃因于肾阴素亏，絪缊之时，阳气内动，损伤阴络，冲任不固，而致出血。其主症是经间期出血、量少或稍多、色红、无血块，兼见阴虚内热诸症。治当养阴清热、固冲止血，方用两地汤加减。

（2）湿热证：乃因于肝郁乘脾，聚湿蕴热，絪缊之时，阳气内动，引动内热，损伤冲任，而致出血。其主症是经间期出血、量或少或多、色红、质黏稠、无血块，或如赤白带、赤带，兼见湿热内蕴诸症。治当清利湿热，方用清肝止淋汤加减。

（3）血瘀证：乃因于素有瘀血，絪缊之时，阳气内动，扰动瘀血，而致出血。其主症是经间期出血、量少或多、色紫黑、有血块，兼见瘀血诸症。治当化瘀止血，方用逐瘀止血汤加减。

经间期出血的诊断要点是：两次月经之间，絪缊之时，周期性阴道出血，持续 2～3 天，应与月经先期、月经过少、赤白带、赤带、经漏相鉴别。

5. 崩漏

"崩"，是指经血非时暴下不止，称为"崩中"或"经崩"；"漏"，是指经血淋沥不尽，称为"漏下"或"经漏"。"崩"与"漏"两者出血情况虽不同，但常交替出现，故统称"崩中漏下"，简称"崩漏"。临床常见血热、肾虚、脾虚、血瘀 4 类证候。

（1）血热证：乃因于热扰冲任，迫血妄行，临床又有实热证与虚热证之分。

①实热证：因于热盛于内，迫血妄行。其主症是经血非时暴下、量多势急或淋沥日久不净、色深红、质稠，兼见热盛诸症。治当清热凉血、止血调经，方用清热固经汤加减。

②虚热证：因于阴虚内热，扰及冲任，迫血妄行。其主症是经血非时突下、量多势急或量少淋沥、色鲜红、质稠，兼见阴虚内热诸症。治当滋阴清热、止血调经，方用保阴煎加减。

（2）肾虚证：乃因于肾失封藏，冲任不固，以致经血失制，临床又有偏于阳虚与偏于阴虚之分。

①肾阳虚证：因于阳气不足，封藏不固，冲任失约。其主症是经乱无期、忽然大下或淋沥不净、色淡、质清，兼见肾阳虚诸症。治当温肾固冲、止血调经，方用右归丸加减为汤剂。

②肾阴虚证：因于精血不足，冲任失养，经血失制。其主症是经乱无期、淋沥不净，又忽然暴下、色鲜红、质略稠，兼见肾

虚精亏诸症。治当滋阴补肾、止血调经，方用左归丸合二至丸加减为汤剂。应当注意鉴别的是：肾阴虚证与虚热证虽均有阴虚，但虚热证有热象，故其治疗滋阴与清热并施；肾阴虚证以精血不足为特点，无明显热象，故其治疗以滋补为务。

（3）脾虚证：乃因于气不摄血，冲任不固。其主症是经血非时而至，崩中漏下，色淡，质稀薄，兼见脾虚诸症。治当补气摄血、养血调经，方用固本止崩汤加减。

（4）血瘀证：乃因于瘀阻冲任，而致血不归经。其主症是经血非时而至，时下时止，或淋沥不净，或停闭日久又突然崩中下血，继则淋沥不止，色紫黑、有血块，兼见血瘀诸症。治当活血化瘀、止血调经，方用四物汤合失笑散加味。

崩漏的诊断要点是：月经的期与量严重紊乱。经乱无期，或暴崩量多，或淋沥不止，甚至累月不净，或停闭数月后又崩中漏下。在月经病中，应与月经先期、月经先后无定期、经期延长、月经过多相鉴别。此外还应与胎漏、异位妊娠、赤带、癥瘕、外伤等病变所致的阴道出血相鉴别。

崩漏的主症是出血，因此治疗时应针对发病的缓急，出血的久暂，本着"急则治其标，缓则治其本"的原则，灵活选用塞流、澄源、复旧三法。

①塞流，是指止血。适用于暴崩之际，采用补气摄血法，以止血固脱。

②澄源，是指正本清源，即求因以治本。用于止血法后，待出血稍缓，即根据不同病情辨证论治。

③复旧，即固本善后。其治法，或补肾，或调肝，或扶脾，但崩漏之病本在肾，故复旧之法总以益肾固冲调经为主。在临床实践中，塞流、澄源、复旧三法又不可截然分开，应在辨证的基

础上结合使用。

6. 闭经

闭经，亦称女子不月、月事不来，是指女子年逾 18 周岁月经尚未初潮，或已行经而又连续停闭 3 个月以上者。前者称原发性闭经，后者称继发性闭经。临床常见肝肾不足、气血虚弱、阴虚血燥、气滞血瘀、痰湿阻滞 5 类证候。

（1）肝肾不足证：乃因于肝血肾精亏虚，而致源竭流断。其主症是年逾 18 周岁尚未行经，或由月经后期、量少，渐至月经停闭，兼见肝肾阴虚诸症。治当补益肝肾、养血调经，方用归肾丸加减。

（2）气血虚弱证：乃因于心脾两虚，气血不足，血海空乏。其主症是月经逐渐延后、量少、色淡、质稀，继而停闭不行，兼见气血两虚诸症。治当补气养血调经，方用人参养荣汤加减。

（3）阴虚血燥证：乃因于阴血亏耗，血海燥涩干涸。其主症是经血量少而渐至停闭，兼见阴虚燥热诸症。治当养阴润燥、清热调经，方用加减一阴煎。

（4）气滞血瘀证：乃因于气血瘀滞，冲任瘀阻，胞脉壅滞，经水阻隔。其主症是月经后期、量少、色紫黯、有血块，渐至经闭或骤然停闭，兼见气滞血瘀诸症。治当理气活血、祛瘀通经，方用血府逐瘀汤加减。

（5）痰湿阻滞证：乃因于痰湿阻滞冲任，胞脉闭阻。其主症是形体肥胖，月经后期，渐至经闭，带下量多，兼见痰湿壅阻诸症。治当化痰除湿、调气活血通经，方用苍附导痰丸合佛手散加减。

闭经的诊断要点是：女子年逾 18 周岁而月经尚未初潮，或已行经而又连续停闭 3 个月以上，应与生理性停经如妊娠期、哺乳期的暂时性停经、绝经等相鉴别，特别应与早孕相鉴别。

（二）月经经期失常的病变

月经经期，亦称带经期，是指每次月经来潮持续的时间，正常情况下一般为 3 ~ 7 天。经期失常的病变，临床常见的主要是经期延长。

经期延长，是指月经周期基本正常，经期超过 7 天以上，甚或淋沥半个月方净者，亦称月水不断、月水不绝、经事延长。应与漏下及赤带相鉴别。临床常见血瘀、阴虚血热两类证候。

1. 血瘀证

血瘀证乃因于瘀血阻滞胞脉，致血不归经而妄行。其主症是经血量少、色黯、有血块，兼见血瘀诸症。治当活血祛瘀、养血止血，方用桃红四物汤合失笑散加减。

2. 阴虚血热证

阴虚血热证乃因于虚热内扰，冲任不固。其主症是经血量少、色红、质稠，兼见阴虚内热诸症。治当养阴清热、凉血止血，方用两地汤合二至丸加减为汤剂。

（三）月经经量失常的病变

月经的经量，是指每次行经排出的经血总量，正常情况50 ~ 80mL，最多不超过 100mL。其经量一般第 1 天较少，第 2、3 天较多，第 4 天后逐渐减少。经量失常的病变，临床常见有月经过多与月经过少。

（1）月经过多：是指月经周期基本正常，经量较以前明显增多者。临床常见气虚、血热、血瘀 3 类证候。

①气虚证：乃因于气不摄血，冲任不固。其主症是经血量多、色淡红、质清稀，兼见气虚诸症。治当补气摄血固冲，方用举元煎加减。

②血热证：乃因于热伏冲任，迫血妄行。其主症是经血量多、色鲜红或深红、质黏稠或有小血块，兼见里热盛诸症。治当清热凉血止血，方用保阴煎加减。

③血瘀证：乃因于瘀积冲任，血不归经。其主症是经血量多或持续难净、色紫黑、有血块，兼见血瘀诸症。治当活血化瘀止血，方用失笑散加味。

月经过多的诊断要点是：月经量多，但周期基本正常。因其常与月经先期、月经后期同时并见，如月经先期量多、月经后期量多，故应予鉴别。若经量特多，暴下涌急，或伴周期紊乱者，则为崩中，应注意鉴别。

（2）月经过少：是指月经周期基本正常，经量明显减少，甚或点滴即净；或经期缩短，不足两天，经量亦少者，亦称经水涩少。临床常见血虚、肾虚、血瘀、痰湿4类证候。

①血虚证：乃因于营血不足，血海不充。其主症是经血量少或点滴即净、色淡、无血块，兼见血虚诸症。治当养血调经，方用滋血汤加减。

②肾虚证：乃因于肾气不足，精血亏乏，血海不盈。其主症是经血量少、色淡红或黯红、质稀薄，兼见肾中精气不足诸症。治当补肾养血调经，方用归肾丸加减为汤剂。

③血瘀证：乃因于瘀阻冲任，血行不畅。其主症是经血量少、色紫黑、有血块，兼见血瘀诸症。治当活血化瘀调经，方用桃红四物汤加减。

④痰湿证：乃因于痰阻经脉，血行不畅。其主症是经血量

少、色淡红、质黏腻，兼见痰湿内停诸症。治当燥湿化痰调经，方用苍附导痰丸加减为汤剂。

月经过少的诊断要点是：月经周期基本正常，但经量很少，或点滴即净；或经期缩短，不足两天。已婚育龄妇女服用避孕药也可导致月经量少，应予鉴别。另外，还须与早孕妇女而有激经者相鉴别。

（四）痛经

痛经，是指妇女正值经期或经行前后，出现周期性小腹疼痛，或痛引腰骶，甚或剧痛昏厥者，亦称经行腹痛。本病可归属于经行前后诸病的范畴，但因其以经行前后小腹疼痛为主症，病位在冲任二脉与胞宫，故单独讲述。痛经临床常见气滞血瘀、寒凝胞中、湿热下注、气血虚弱、肝肾亏损5类证候。

（1）气滞血瘀证：乃因于情志所伤，气机不畅，血行瘀阻，冲任不利而经血瘀阻胞宫，不通则痛。其主症是经前或经期小腹胀痛，拒按，经行不畅或量少、色紫黯、有血块，块下痛减，经净则疼痛消失，兼见气滞血瘀诸症。治当理气化瘀止痛，方用膈下逐瘀汤加减。

（2）寒凝胞中证：有虚证与实证之别。虚证为阳虚内寒，实证乃寒湿凝滞。

①阳虚内寒证：乃因于素体阳虚，寒从中生，冲任、胞脉失煦，经脉收引，血行涩滞，不通则痛。其主症是经期或经后小腹冷痛，喜按，得热则舒，经量少、色淡黯，兼见阳虚内寒诸症。治当温经暖宫止痛，方用温经汤（《金匮要略》）加减。

②寒湿凝滞证：乃因于寒湿之邪客于冲任、胞中，寒凝血

瘀，不通则痛。其主症是经前或经期小腹冷痛，拒按，得热痛减，经量少、色黯黑、有血块，兼见寒湿内停诸症。治当温经散寒除湿、化瘀止痛，方用少腹逐瘀汤加减。

（3）湿热下注证：乃因于湿热流注冲任，蕴结胞中，阻滞气血，不通则痛。其主症是经前小腹疼痛、拒按，有灼热感，或伴腰骶胀痛，经色黯红、质稠、有血块，带下黄稠，兼见湿热内蕴诸症。治当清热除湿、化瘀止痛，方用清热调血汤加减。

（4）气血虚弱证：乃因于气血素亏，经行后血海空虚，冲任、胞脉失养，虚滞作痛。其主症是经期或经后小腹隐痛，喜按，经量少、色淡、质稀薄，兼见气血不足诸症。治当益气补血、调经止痛，方用圣愈汤加减。

（5）肝肾亏损证：乃因于肝肾亏损，精血不足，经行之后，亏损更甚，冲任、胞脉失养而痛。其主症是经期或经后小腹绵绵而痛，经量少、色淡黯、质稀薄，兼见肝肾亏损诸症。治当补益肝肾、调经止痛，方用调肝汤加减。

痛经的诊断要点是：经期或经行前后，出现周期性小腹疼痛，疼痛可引及全腹或腰骶部，或外阴、肛门坠痛。就痛经发生的时间而言，一般实证之痛多发于经前或经期，虚证之痛多发于经期或经后，可供临床辨证参酌。其疼痛程度有轻有重，但一般无腹肌紧张或反跳痛，应与内、外科疾病导致的腹痛相鉴别。

（五）经行前后诸病

经行前后诸病，是指伴随经期或经行前后而出现的一类病变。临床常见的有经行乳房胀痛、经行发热、经行头痛、经行身痛、经行泄泻、经行吐衄、经行口糜、经行风疹块、经行眩晕、经行浮肿、经行情志异常等。上述病变与内科疾病中的相应病变，既有相同点，又有所不同。所不同者，就在于这类疾病的临床特点是随月经来潮而呈周期性发作，故其辨证与论治，除遵循内科学中相应病变的辨治原则外，还应针对其与月经周期的相应关系而注意调理月经。一般来说，这类病变中的实证多发于经前或经期；虚证多发于经期或经后。这是因为经前、经期经血欲行，而实者阻碍其行，故病发；经期、经后经血已出，使虚者更增其虚，故病发。以此为参照，对这类病变的掌握并不困难。

（六）绝经前后诸证

绝经前后诸证，是指部分妇女在绝经期前后，出现与绝经有关的证候，如眩晕，耳鸣，烘热汗出，心悸，失眠，烦躁易怒，潮热面红；或面目、下肢浮肿，纳呆便溏；或月经紊乱，情志不宁等。这些证候往往因人而异，轻重不一，参差出现，持续时间或长或短，短者数月、半年，长者可迁延数年，亦称经断前后诸证、更年期综合征。肾为先天之本，妇女到49岁左右，肾气渐衰，天癸渐竭，冲任脉虚，即将进入绝经期，此时易于出现阴阳失调。一些妇女由于各种原因不能适应这种生理变化，就会在绝经前后发生病变。

绝经前后诸证临床常见肾阴虚、肾阳虚两类证候，并可涉及心、肝、脾三脏。

1. 肾阴虚证

肾阴虚证乃因于素体阴虚，到这一时期，肾中精气渐衰，以致阴虚更甚，阴阳失调而发病。其主症是月经先期或先后不定期、色鲜红、量或多或少，或已绝经，兼见眩晕，耳鸣，烘热汗出，五心烦热，腰膝酸痛，或皮肤干燥瘙痒，口干便秘，尿少色黄，舌红少苔，脉细数等阴虚阳亢火旺诸症。治当滋肾养阴，佐以潜阳，方用左归饮加减。

若属肝肾阴虚，肝阳上亢之证，则兼见烦躁易怒，胁痛，口苦，失眠多梦。治当滋肾柔肝、育阴潜阳，方用左归饮合二至丸加减。

若因肾水不能上济于心，而致心肾不交之证，则兼见心悸怔忡，失眠多梦，健忘，甚或神志失常。治当滋肾宁心安神，方用左归饮合补心丹加减。

2. 肾阳虚证

肾阳虚证乃因于素体阳虚，至绝经前后，肾中精气渐衰，致阳虚更甚，阴阳失调而发病。其主症是经血量多或崩中漏下、色淡、质稀，或色黯、有血块，或已绝经，兼见面浮肢肿，精神萎靡，形寒肢冷，腰膝酸冷，纳呆，腹胀，便溏，尿频。带下清稀，舌淡胖嫩边有齿痕，苔薄白水滑，脉沉细无力。治当温肾扶阳，佐以温中健脾，方用右归丸合理中丸加减。

若肾阴肾阳俱虚，则症状错杂，时而畏寒，时而烘热汗出，头晕，耳鸣，腰痠，乏力。治当滋阴扶阳、调补冲任，方用二仙汤合二至丸加减为汤剂。

绝经前后诸证的诊断要点是：妇女正值绝经前后，年龄在45～55岁，多发于49岁左右。出现月经紊乱，或已绝经，伴随多种症状，其临床表现较为复杂，应与内科疾病中的眩晕、心悸、水肿等相鉴别。应特别注意的是，绝经期前后的年龄亦为癥瘕好发之期，二者应详加鉴别。

二、带下病提要

带下是妇女生而即有的一种液态物质。在正常生理状态下，肾气充盛，脾气健旺，由任、带二脉约束，阴道内有少量无色、无味的液体泌出，即为带下，其对阴道有润泽作用。在月经期前后及经间期，其量稍多，但色、质、气味无异常，此属正常生理现象。

带下病有广义与狭义之分。广义带下病，泛指经、带、胎、产、杂等所有妇科疾病。狭义带下病，是指妇女带下量明显增多、色、质、气味异常，或伴有其他全身或局部症状者。本文所述者，是狭义带下病。带下病的病因主要是湿邪，或为外感湿热毒邪，或为内生之湿。其病机则为湿邪下注，带脉失约，任脉不固，以致带下量多。其病变脏腑主要涉及脾、肾两脏。治疗以调补脾肾为主，治脾宜升、宜燥；治肾宜补、宜涩。至于外感湿热毒邪，则宜清热解毒除湿。带下病临床常见脾虚、肾虚、湿热、湿热毒邪 4 类证候。

1. 脾虚证

脾虚证乃因于脾不健运，水湿下注，伤及任、带。其主症是带下绵绵不断、色白、质较黏、无臭，兼见脾气虚诸症。治当健脾益气、除湿止带，方用完带汤加减。

2. 肾虚证

肾虚证临床有肾阳虚证与肾阴虚证之分。

（1）肾阳虚证

肾阳虚证因于肾失封藏，任、带失约，故滑脱而下。其主症是带下清冷量多、淋沥不断、色白、质稀薄、无臭，兼见肾阳虚诸症。治当温肾培元、固涩止带，方用内补丸加减。

（2）肾阴虚证

肾阴虚证因于阴虚内热，损伤血络，任、带不固，致津血混下。其主症是带下赤白、质稍黏、无臭，阴部灼热，兼见阴虚内热诸症。治当益肾滋阴、清热止带，方用知柏地黄汤加减。

3. 湿热证

湿热证乃因于湿热下注，损伤任、带。其主症是带下量多、色黄或黄白、质黏腻、有臭味，或带下色黄白、质黏如豆腐渣状，兼见湿热内蕴诸症。治当清热利湿，方用止带方加味。若属肝经湿热下注之证，其主症是带下量多、色黄或黄绿、质黏或呈泡沫状、有臭味，阴部痒痛，兼见肝经湿热诸症。治当清肝利湿，方用龙胆泻肝汤加减。

4. 湿热毒邪证

湿热毒邪证乃因于外感湿热毒邪，侵袭阴部，伤及任、带。其主症是带下量多、色黄或黄绿，或五色杂下，质黏腻或如脓样、臭秽难闻，兼见湿热毒邪内蕴诸症。治当清热解毒除湿，方用五味消毒饮加减。

带下病的诊断要点是：妇女带下量明显增多，且色、质、气味异常。一般来说，色白、质稀、无臭者多属虚寒；色赤白相兼、质稍黏、无臭者多属虚热；色黄、质黏腻、有臭味者多属湿热；色黄或黄绿，或五色杂下，质黏腻或如脓样，臭秽难闻者，多属外感湿热毒邪。赤带应与经间期出血、经漏相鉴别；脓浊带下应与阴疮排出的脓液相鉴别；五色带脓血杂下，臭秽难闻者，应提防妇科癌变。

三、妊娠病提要

妊娠病，是指妊娠期间发生的，与妊娠有关的病变。妊娠病不但影响孕妇的健康，还可妨碍胎儿的发育，甚或导致堕胎、小产，故应注意平时预防与发病后的调治。其发病机理，一是受孕之后，阴血聚于冲任以养胎元，致使母体处于阴血偏虚、阳气偏亢的妊娠的生理状态。若素体脏腑气血偏盛偏衰，或孕后复感邪气，伤及脏腑气血，则可导致发病。一是随着胎体渐大，影响气机升降，易导致气滞、气逆，气机不利，痰湿内生而发病。一是素体脾肾不足，胎失所养，致使胎元不固而发病。其治疗，以治病与安胎并举为大法。安胎之法，以补肾培脾为主。补肾为固胎之本，培脾乃益血之源。如母体有病，则辨证论治以祛其病。若胎堕难留或胎死腹中，则宜下胎以保其母。应当注意的是，妊娠病用药，凡峻下、滑利、破血祛瘀、耗散气血之品皆当慎用或禁用。本文将妊娠病分为妊娠反应性病变、胎孕失常的病变、妊娠合并病变、难产4个方面提要介绍。

（一）妊娠反应性病变

妊娠反应性病变，中医学称为妊娠恶阻，亦称恶阻、阻病、子病、病食、病儿。是指妊娠早期，孕妇出现恶心呕吐，头晕，厌食，或食入即吐者。若反应严重，持续时间长者，可影响孕妇的身体健康和胎儿的正常发育。临床常见脾胃虚弱、肝胃不和两类证候。

1. 脾胃虚弱证

脾胃虚弱证乃因于冲气上逆犯胃，胃气虚而失于和降，反随冲气上逆；或脾虚失运，痰湿内生，冲气夹痰湿上逆。其主症是妊娠早期恶心呕吐清涎，或食入即吐，不思饮食，兼见脾胃气虚诸症。治当健脾和胃、降逆止呕，方用香砂六君子汤加减。

2. 肝胃不和证

肝胃不和证乃因于肝气夹冲气上逆犯胃，致胃气上逆。其主症是妊娠早期呕吐酸水、苦水，不思饮食，兼见肝胆气逆诸症。治当平肝和胃、降逆止呕，方用苏叶黄连汤合温胆汤加减。若呕吐严重，不能进食，而致气阴大伤者，治当益气养阴、和胃止呕，方用生脉散合增液汤加减。

妊娠恶阻的诊断要点是：首先确诊已经有孕，并出现恶心呕吐、厌食，或食入即吐者，应与妊娠期患某些胃肠疾病而出现的呕吐相鉴别。

（二）胎孕失常的病变

胎孕失常的病变，是指孕妇在妊娠过程中发生的，影响甚至损及胎元的病变。临床常见者有妊娠腹痛、胎漏、胎动不安、堕胎、小产、滑胎、胎萎不长、胎死不下等。

1. 妊娠腹痛

妊娠腹痛，是指孕妇妊娠期间小腹疼痛者，亦称胞阻。其发病主要是因胞脉失养或阻滞，而致气血运行不畅，不通则痛。其病变仅在胞脉，一般不损及胎元，但严重时因胞脉阻滞，亦可导致胎元失养而受损。临床常见血虚、气郁、虚寒 3 类证候。

（1）血虚证：乃因于血虚胞脉失养，不通则痛。其主症是孕期小腹绵绵作痛，按之痛减，兼见血虚失荣诸症。治当养血安胎，缓急止痛，方用当归芍药散加减。

（2）气郁证：乃因于肝郁气滞，血行不畅，不通则痛。其主症是孕期小腹、胁肋胀痛，兼见肝郁气滞诸症。治当疏肝解郁、止痛安胎，方用逍遥散加减。

（3）虚寒证：乃因于胞脉失煦，气血凝涩，不通则痛。其主症是孕期小腹冷痛，绵绵不止，得温痛减，兼见虚寒诸症。治当暖宫止痛、养血安胎，方用胶艾汤加味。

妊娠腹痛的诊断要点是：妊娠期小腹疼痛，痛时一般腹软而不拒按，亦不伴下血症状，应与宫外孕、胎动不安、堕胎、小产及妊娠期发生的某些内外科疾病的腹痛相鉴别。

2. 胎漏、胎动不安

胎漏，是指孕妇妊娠期阴道少量出血，时下时止而无腰疫腹痛，小腹坠胀者，亦称胞漏、漏胎。

胎动不安，是指孕妇妊娠期胎动下坠，腰疫腹痛或小腹坠胀，或伴阴道少量出血者。

胎漏与胎动不安常是堕胎、小产的先兆。临床常见肾虚、气血虚弱、血热、跌仆伤胎 4 类证候。

（1）肾虚证：乃因于肾虚冲任不固，胎失所系，以致胎元不固。其主症是孕期阴道少量出血、色淡黯，或腰疫，小腹疼痛、坠胀，或曾有屡次堕胎史，兼见肾虚诸症。治当补肾安胎、益气养血，方用寿胎丸加味为汤剂。

（2）气血虚弱证：乃因于气虚失摄，血虚失养，以致胎元不固。其主症是孕期阴道少量出血、色淡红、质稀薄，或腰疫，小腹坠痛，兼见气血不足诸症。治当补益气血、固肾安胎，方用举元煎加味。

（3）血热证：乃因于热扰冲任，损伤胎气，以致胎元不固。其主症是孕期阴道少量出血，色鲜红或深红，质稠，或腰痠，小腹坠胀作痛，兼见血热阴伤诸症。治当清热滋阴、养血安胎，方用保阴煎加减。

（4）跌仆伤胎证：乃因于跌仆闪挫或劳力过度，损伤冲任，以致胎元不固。其主症是孕期外伤后阴道出血，色鲜红，腰痠，小腹坠痛。治当益气和血、固摄安胎，方用圣愈汤合寿胎丸加减。

胎漏的诊断要点是：妊娠期间，阴道少量出血，无腰痠腹痛，小腹坠胀。胎动不安的诊断要点是：妊娠期间，腰痠腹痛或小腹坠胀，或伴阴道少量出血。胎漏与胎动不安均有阴道少量出血，两者之区别，在于有无腰痠腹痛。胎动不安可以单独发生，亦可由胎漏发展而来，两者辨治基本相同。另外，两者虽均有胎气损伤，胎元不固，但其胎元未殒。两者除应与其他妊娠出血性疾病相鉴别外，胎漏还应与激经相鉴别。

3. 堕胎、小产、滑胎

堕胎，是指妊娠 12 周（3 个月）内，胎儿未成形而自然殒堕者，若怀孕 1 个月，不知已孕而胎儿伤堕者，亦称暗产。

小产，是指妊娠 12～28 周（3～7 个月）内，胎儿已成形而自然殒堕者，亦称半产。

滑胎，是指堕胎或小产连续发生 3 次以上者，亦称屡孕堕、数堕胎。堕胎、小产、滑胎发病机理与胎漏、胎动不安基本相同，其常由胎漏、胎动不安发展而来，亦可直接发生。

（1）堕胎、小产

堕胎的主症是妊娠早期（3个月以内），阴道出血量多、色黯红或有块，腰痠，小腹坠胀疼痛，或有部分胎块排出。

小产的主症是妊娠中后期（3～7个月），小腹疼痛，阵阵紧逼，会阴逼胀下坠，或有羊水溢出，继而出血量多，甚或大出血。

堕胎与小产因殒胎阻滞胞中，致血不循经而出血量多，治当活血祛胎、养血止血，方用生化汤合失笑散加减。

若失血过多而气随血脱，症见出血不止，面色苍白，心悸气短，眩晕肢厥，冷汗淋漓，舌淡，脉微欲绝者，治当补气固脱或回阳救逆，方用生脉散或参附汤加减。

堕胎的诊断要点是：妊娠12周内，胎儿未成形而自然殒堕，其阴道出血量多，腰痠，腹痛坠胀加剧。

小产的诊断要点是：妊娠12～28周，胎儿已成形而自然殒堕，其腹痛阵阵紧逼，会阴逼迫下坠，或有羊水溢出，继而阴道出血。堕胎与小产过程中，若出血量多，排出之胎块残缺不全，乃有残留胎块瘀滞胞中之象。若堕出之胎块完整，出血渐少而终止，腹痛消失，则为殒胎已尽之征。

（2）滑胎

滑胎的主症是屡孕屡堕，甚或应期而堕，或滑胎后艰于再孕，兼见脾肾气虚或阴虚内热诸症。脾肾气虚者治当补益脾肾、调养冲任，方用补肾固冲丸加减。

阴虚内热者治当养阴清热，方用保阴煎加减，待虚热已除，仍可用补肾固冲丸加减调补。

滑胎的诊断要点是：堕胎或小产连续发生3次以上者。

堕胎、小产、滑胎与胎漏、胎动不安的鉴别点在于胎儿已殒与未殒。此外，还应与其他妊娠期出血性疾病相鉴别。

4.胎萎不长

胎萎不长，是指妊娠四五个月后，胎儿存活但在胞宫内生长迟缓，孕妇腹形明显小于正常妊娠月份者，亦称妊娠胎萎燥、胎弱。本病多因夫妇双方禀赋不足，或孕后将养失当，脏腑气血不足，胎元失养而致。若治不及时，可致过期不产或胎死腹中。临床常见气血虚弱、脾肾不足两类证候。

（1）气血虚弱证

气血虚弱证乃因于气血不足，胎元失养。其主症是胎萎不长，兼见气血虚弱诸症。治当补益气血、荣养胎元，方用八珍汤加减。

（2）脾肾不足证

脾肾不足证乃因于脾肾气虚，化源不足，温煦失权，胎元失养。其主症是胎萎不长，兼见脾肾气虚诸症。治当健脾温肾、暖宫养胎，方用温土毓麟汤加减。

胎萎不长的诊断要点是：妊娠四五个月后，胎儿存活，而孕妇腹形明显小于正常妊娠月份，胎动微弱，孕妇或素有痼疾，体质虚弱，或有胎漏、胎动不安病史。本病应与死胎相鉴别。

5.胎死不下

胎死不下，是指胎死腹中，不能自行产出者，亦称子死腹中。临床常见气血虚弱、血瘀两类证候。

（1）气血虚弱证

气血虚弱证乃因于气血不足，胎元失养，以致胎死腹中，无力推动，则死胎不下。其主症是胎死腹中，小腹隐痛或冷痛，阴道有淡红血水或如赤豆汁样液体流出，或有臭味，兼见气血两虚，血行涩滞诸症。治当益气养血、活血下胎，方用救母丹加味。

（2）血瘀证

血瘀证乃因于跌仆外伤，损伤胎元，胎死腹中，瘀阻不下；或因临产感寒，寒凝血瘀，胎死不下。其主症是胎死腹中，阴道流血，色紫黑、有臭味，小腹疼痛，兼见血瘀诸症。治当行气活血、祛瘀下胎，方用脱花煎加味。

在下死胎的过程中，若死胎已下，突然阴道大出血，或死胎仍不下者，应采取中西医结合方法，迅速救治。

胎死不下的诊断要点是：首先诊断胎儿已死。若发生于妊娠中后期，则孕妇自觉胎动停止，腹部不再继续增大，或见缩小。若胎死时间较长，则孕妇可出现纳呆乏力，腹部下坠，有时阴道流出暗红或如赤豆汁样分泌物，舌紫暗，脉涩等。此外，还须结合西医学检查方法，以便确诊。

（三）妊娠合并病变

妊娠合并病变，是指在妊娠期间所发生的，与妊娠有关的合并病变。这类病变与内科的相关病变颇相类似，但因其发生在妊娠期，其发病与胎孕密切相关，故属于妊娠病的范畴。临床常见者有子烦、子肿、子晕、子痫、子悬、子瘖、子嗽、子淋、妊娠小便不通等。

1. 子烦

子烦，是指孕妇在妊娠期间出现烦闷不安，郁郁不乐，或烦躁易怒等临床表现者，亦称妊娠心烦。临床常见阴虚、痰热两类证候。

（1）阴虚证

阴虚证乃因于素体阴虚，孕后血聚养胎，致阴更虚而心火偏亢，热扰心胸而烦。其主症是心中烦闷，坐卧不宁，兼见阴虚内热诸症。治当清热养阴、安神除烦，方用人参麦冬散加味。

（2）痰热证

痰热证乃因于素有痰饮，孕后阳气偏盛，痰热互结，上扰心神。其主症是心胸烦闷，头晕，心悸，兼见痰热内蕴诸症。治当清热涤痰、宁心安神，方用竹沥汤加减。

子烦的诊断要点是：孕妇在妊娠期出现烦闷不安，郁郁不乐，或烦躁易怒。其与内科病之区别在于，本病是胎热上乘，因孕而烦。

2. 子肿

子肿，是指孕妇在妊娠期间出现面目、肢体肿胀者，亦称妊娠水肿。根据肿胀部位与程度的不同，又分别有子气、子肿、子满、皱脚、脆脚等名称。若妊娠七八个月后，仅见脚部浮肿，无其他不适者，乃妊娠后期常见现象，不作病论。子肿临床常见脾虚、肾虚、气滞3类证候。

（1）脾虚证

脾虚证乃因于脾失健运，水湿溢于肌肤。其主症是妊娠数月，面目、四肢浮肿，甚或遍及全身，肤色淡黄，皮肤光亮，按之凹陷，兼见脾虚湿停诸症。治当健脾行水，方用白术散加味。

（2）肾虚证

肾虚证乃因于素体肾虚，又兼胎阻气机，气化不利，以致水泛肌肤。其主症是妊娠数月，面浮肢肿，下肢尤甚，肿处皮肤光亮，按之没指，兼见肾阳不足诸症。治当温阳行水，方用真武汤加减。

（3）气滞证

气滞证乃因于素多忧郁，气机不畅，又兼胎阻气机，气滞而为肿胀。其主症是妊娠三四个月后，先从脚肿，渐及于腿，皮色不变，随按随起，兼见气滞湿阻诸症。治当理气行滞、健脾化湿，方用天仙藤散合四苓散加减。

此外，还有子满之病，亦称胎水肿满，是指孕妇在妊娠五六个月时出现胎水过多，腹大异常，胸膈满闷，甚或喘不得卧，兼见脾虚湿困诸症者。乃因于素体脾虚，或孕后过食生冷，损及脾阳，湿聚胞中所致。治当健脾渗湿、养血安胎，方用鲤鱼汤加味。应注意的是，子满常见胎儿畸形，发现后应及时终止妊娠。

子肿的诊断要点是：孕妇在妊娠期间出现面目、肢体肿胀，多发于妊娠中后期，一般分为轻、中、重三度。轻度者小腿及足部明显浮肿，休息后可自消；中度者水肿延及大腿、外阴，甚至腹部，难以自消；重度者全身浮肿，甚至伴有腹水。子肿与子满之区别在于：子肿是但见面目、四肢浮肿；子满则腹大异常，胸膈胀满，甚或喘促不得卧。子肿、子满之肿、满与胎阻气机有关，故应与内科病的水肿相鉴别。

3. 子晕

子晕，是指孕妇在妊娠中后期出现头目眩晕、状若眩冒者，亦称子眩、妊娠眩晕。

子晕的发生，主要是脏气本虚，因孕而更增其虚，精血不足，肝阳偏旺而致。临床常见阴虚肝旺、脾虚肝旺两类证候。

（1）阴虚肝旺证

阴虚肝旺证乃因于肝肾阴虚，阴不制阳，以致肝阳上亢。其主症是妊娠中后期头晕目眩、心悸怔忡，兼见阴虚肝旺诸症。治当育阴潜阳，方用杞菊地黄汤加减。

（2）脾虚肝旺证

脾虚肝旺证乃因于化源不足，营血亏乏，又兼脾虚湿聚，阻滞气机，致血不养肝而肝阳上亢。其主症是面浮肢肿，头昏重、眩冒，兼见脾虚湿困肝旺诸症。治当健脾利湿、平肝潜阳，方用白术散加味。

子晕的诊断要点是：妊娠中后期头目眩晕，或见水肿，血压偏高，尿有蛋白，病情较重，往往是子痫之先兆。因其发生于妊娠期，故应与内科病之眩晕相鉴别。

4. 子痫

子痫，是指孕妇在妊娠后期或临产时或新产后，发生眩晕仆倒，昏不知人，手足搐搦，全身强直，两目上视，须臾苏醒，醒后复发，甚至昏迷不醒者，亦称妊娠痫证。

子痫的发生往往由子晕、子肿发展而来。临床常见肝风内动、痰火上扰两类证候。

（1）肝风内动证

肝风内动证乃因于阴虚阳亢，肝阳化风，心火偏旺，风火相煽。其主症是妊娠后期，颜面潮红，心悸烦躁，突发四肢抽搐，甚则晕不知人，兼见阴虚火旺诸症。治当凉肝息风，方用羚角钩藤汤加减。

（2）痰火上扰证

痰火上扰证乃因于痰火交炽，内扰心肝。其主症是妊娠后期或正值分娩时猝然神昏，四肢抽搐，气粗痰鸣，兼见痰火内扰诸症。治当清热泻火、豁痰开窍，方用牛黄清心丸。

子痫的诊断要点是：产前、临产之时，产后均可发生，以产前发者为多见，多由子晕、子肿发展而来。发作时眩晕昏仆，抽搐强直。其抽搐发作之前，每见头痛，眩瞀，胸闷，血压显著升高，发生时水肿、蛋白尿加重，尿少甚至尿闭。若发作频繁，抽搐时间长，昏迷不醒者，可危及产妇与胎儿的生命，属危重病，应中西医结合抢救。本病应与内科病之痫证相鉴别。

5. 子悬

子悬，是指孕妇在妊娠期间胸胁胀满，甚或喘急，烦躁不安者，亦称胎上逼心、胎气上逆。

子悬之发生，乃因于阴虚肝旺，肝木乘脾，土壅木郁，气机升降失常。其主症是胸胁胀满，痞闷不舒，如有物悬阻胸膈，呼吸喘促，烦躁不安，兼见肝郁乘脾诸症。治当疏肝健脾、理气行滞，方用紫苏饮加味。

子悬的诊断要点是：胸胁胀满，如有物悬阻于胸膈，甚则喘急，烦躁不安。其与子烦之区别在于，子烦唯心烦不安，而子悬是胸膈如有物悬阻。子悬与子满虽均有胀满之感，但子满者腹大异常，胸中却无悬物之感。

6. 子瘖

子瘖，是指孕妇在妊娠后期出现声音嘶哑，甚或不能出声者，亦称妊娠失音。

子瘖之发生，与肺、肾密切相关，乃因于素体阴虚，至妊娠后期，胎体渐大，阴血养胎，益增其虚，阴不能上润而致声瘖。其主症是妊娠八九个月时，咽喉干燥，声音嘶哑，甚至失音，兼见肺肾阴虚诸症。治当滋肾益阴，方用六味地黄汤加味。

子瘖的诊断要点是：妊娠八九个月时，声音嘶哑或失音，应与外感病之音瘖（失音）相鉴别。

7. 子嗽

子嗽，是指孕妇在妊娠期间久嗽不止，或伴五心烦热者，亦称妊娠咳嗽。临床常见阴虚肺燥、痰火犯肺两类证候。

（1）阴虚肺燥证

阴虚肺燥证乃因于素体阴虚，孕后血聚养胎，阴亏愈甚而火旺，灼肺伤津，燥热内盛所致。其主症是干咳无痰，甚或痰中带血，兼见阴虚燥热诸症。治当养阴润肺、止嗽安胎，方用百合固金汤加减。

（2）痰火犯肺证

痰火犯肺证乃因于素体阳盛，孕后胎气亦盛，火乘肺金，灼液成痰，痰火犯肺，气逆而咳。其主症是咳嗽不止，咯痰不爽，痰黄黏稠，兼见痰火内盛诸症。治当清肺化痰、止嗽安胎，方用清金降火汤加减。

子嗽的诊断要点是：妊娠阴虚，肺失濡润，或痰火犯肺而致咳嗽，一般无恶寒发热之表证，应与外感咳嗽相鉴别。

8. 子淋

子淋，是指孕妇在妊娠期间出现尿频、尿急、淋沥涩痛者，亦称妊娠小便淋痛。临床常见实热、阴虚两类证候。

（1）实热证

实热证乃因于膀胱积热，气化失司，临床又有心火偏亢证与湿热下注证之分。

①心火偏亢证：乃因于心火移热于小肠，传入膀胱，灼伤津液，水热互结，气化不利。其主症是妊娠期间，尿频、尿急、尿少，色黄，艰涩而痛，兼见心火上炎诸症。治当泻火通淋，方用导赤散加味。

②湿热下注证：乃因于湿热蕴结，膀胱气化不利。其主症是妊娠期间，尿频、尿急，色黄赤，艰涩淋沥，灼热疼痛，兼见湿热内蕴诸症。治当清热利湿、通淋止痛，方用加味五淋散。

（2）阴虚证

阴虚证乃因于阴虚火旺，下移膀胱，灼伤津液。其主症是妊娠数月，尿频，尿急、尿少，色黄，淋沥艰涩，灼热刺痛，兼见阴虚火旺诸症。治当滋阴润燥、清热通淋，方用知柏地黄汤加减。

子淋的诊断要点是：妊娠期间出现尿频、尿急、淋沥涩痛，其小便虽艰涩，但并非无尿，应与妊娠小便不通相鉴别。

9. 妊娠小便不通

妊娠小便不通，是指孕妇在妊娠期间小便不通，甚至小腹胀急疼痛，心烦不得卧者，亦称转胞、胞转。本病之发生，是因胎气下坠，压迫膀胱，致膀胱不利而水道不通。临床常见气虚、肾虚两类证候。

（1）气虚证

气虚证乃因于素体虚弱，中气不足，胎儿渐大而气虚无力升举，胎重下坠，压迫膀胱而致。其主症是小便不通或频数量少，小腹胀急疼痛，坐卧不安，兼见气虚诸症。治当补气升提、举胎导溺，方用益气导溺汤加减。

（2）肾虚证

肾虚证乃因于肾气不足，系胞无力，致胎压膀胱，或肾虚膀胱失煦，以致气化不行。其主症是小便频数不畅，继则闭而不通，小腹胀痛，坐卧不宁，兼见肾阳虚诸症。治当温肾扶阳、化气行水，方用肾气丸（《金匮要略》）加减为汤剂。

妊娠小便不通的诊断要点是：小便不通，以致小腹胀急疼痛。其或有小便频数而少，但无尿痛，应与子淋相鉴别。

（四）难产

难产属于产科病变，是指孕妇妊娠足月临产时，胎儿不能顺利娩出者，亦称产难，若总产程超过 24 小时者，则称为滞产。

难产的原因有产道异常，胎儿、胎位异常及产力异常 3 种情况。因前两种情况药物治疗一般无效，须采取手术助产方法，故本文只讲述产力异常的辨治。产力异常所致的难产，临床常见气血虚弱、气滞血瘀两类证候。

1. 气血虚弱证

气血虚弱证乃因于孕妇素体虚弱，或产时用力过早，伤力耗气，或临产胞水早破，浆干液涸。总之，气虚不运，或产道失润，而致胎儿难以娩出。其主症是分娩时阵痛微弱，坠胀不甚，宫缩持续时间短而间歇时间长，久产不下，或阴道出血量多、色淡，兼见气血不足诸症。治当大补气血，方用蔡松汀难产方。

2. 气滞血瘀证

气滞血瘀证乃因于临产时过度紧张，气机滞塞，或产前过度安逸，气血运行不畅，或感受寒邪，血凝气滞。总之，气滞血瘀，运行不畅，以致胎儿欲娩难出。其主症是分娩时腰腹疼痛剧烈，宫缩虽强但间歇时间长而不规则，久产不下，或阴道出血量少、色黯红，兼见气滞血瘀诸症。治当行气活血、化瘀催产，方用催生饮加味。难产的治疗，还可针刺合谷、三阴交、支沟、太冲等穴位，强刺激，久留针。如针、药治疗效果不显，必要时须手术助产。

难产的诊断要点是：子宫收缩无力，持续时间短，间歇时间长而不规则，在子宫收缩最强时，腹部也不硬、不隆起，胎儿不能逐渐下降，以致久产不下。久产不下，对母、婴危害极大，故应做好产前检查，如发现异常，应及时处理，以预防难产的发生。

四、产后病提要

产后病，是指产妇在新产后至产褥期内所发生的与分娩或产褥有关的疾病。新产后，是指分娩数日之内。产褥期，是指分娩结束后至生殖系统恢复至非妊娠状态，需 6～8 周。产后病的发生一般可归纳为 3 个方面：一是因分娩用力、出汗及产伤或出血过多，亡血伤津，且气随血耗，因而体虚，以致变生他病。一是产后余血浊液未净，或胞衣残留不净，而致瘀血内阻为患。一是产后体虚，易感外邪，或饮食、房劳所伤而发病。

总之，产后病的发生其特点可概括为：多虚、多瘀、多感染。产后病的诊断要点，要注意"三审"，即先审小腹痛否，以辨有无恶露停滞；次审大便通否，以验津液之盛衰；再审乳汁行否与饮食多少，以查胃气之强弱。产后病之治疗应遵循"勿拘于产后，亦勿忘于产后"的原则辨证论治。产后病临床常见者有产后血晕、产后痉证、产后腹痛、产后恶露不绝、产后大便难、产后发热、产后排尿异常、产后自汗、盗汗、产后身痛、缺乳、乳汁自出等。

（一）产后血晕

产后血晕，是指产妇刚分娩后，突然头晕目眩，不能起坐，或心胸满闷，恶心呕吐，痰涌气急，心烦不安，甚则口噤，神昏者，亦称产后血运闷。临床常见血虚气脱、瘀阻气闭两类证候。

1. 血虚气脱证

血虚气脱证乃因于素体虚弱，产时失血过多，以致气随血脱。其主症是产后失血过多，突然眩晕，面色苍白，心悸，愦闷，渐至昏厥，目闭口开，兼见阳气暴脱诸症。治当益气固脱，方用独参汤加味。

2. 瘀阻气闭证

瘀阻气闭证乃因于产时体虚感寒，寒凝血瘀，恶露不下，血瘀气闭，蒙蔽神明。其主症是产后恶露不下或量少，小腹阵痛，拒按，心下急满，气粗喘促，神昏，口噤，两手握固，兼见瘀阻气滞诸症。治当行血逐瘀，方用夺命散加减。

产后血晕的诊断要点是：产妇刚分娩后突然晕厥，其虽有抽搐，但以晕厥为主症，应与产后痉证、产后子痫及素有痫证适于产后发作者相鉴别。

（二）产后痉证

产后痉证，是指产妇新产后突发四肢抽搐，项背强直，角弓反张，口噤不开者，亦称产后发痉，是古人所称"新产三病"之一。临床常见阴血亏虚、感染毒邪两类证候。

1. 阴血亏虚证

阴血亏虚证乃因于产后亡血伤津，筋脉失养。其主症是产后突然发痉，四肢抽搐，头颈强直，牙关紧闭，兼见阴血亏虚诸症。治当滋阴养血、柔肝息风，方用三甲复脉汤加减。

2. 感染毒邪证

感染毒邪证乃因于接生不慎，产时创伤，伤口不洁，毒邪乘虚而入，直窜经脉，致产后破伤风。其主症是新产后发热，恶寒，头颈强痛，口角搐动，牙关紧闭，呈苦笑面容，继则项背强直，角弓反张，舌淡红苔薄白，脉弦紧。治当解毒镇痉、理血祛风，方用撮风散加味。

产后痉证的诊断要点是：新产后突发四肢抽搐，项背强直，角弓反张，口噤不开，应与产后子痫、高热抽搐及素有痫证适于产后发作者相鉴别。

（三）产后腹痛

产后腹痛，是指产妇产后以小腹疼痛为主症者，其中因瘀血引起的又称"儿枕痛"。临床常见血虚、血瘀两类证候。

1. 血虚证

血虚证乃因于产时失血过多致筋脉失养，拘急作痛。其主症是产后小腹隐痛，喜按，恶露量少、色淡、质稀，兼见血虚失荣诸症。治当补血益气、缓急止痛，方用肠宁汤加减。

若血虚兼寒者，治当养血散寒、补虚缓急，方用当归建中汤加减。

2. 血瘀证

血瘀证乃因于产后体虚，寒邪乘虚入侵胞脉，寒凝血瘀，或肝郁气滞致血行瘀阻。其主症是产后小腹刺痛，拒按，得温稍减，恶露量少、色紫黯、有块，涩滞不畅，兼见寒凝血瘀或肝郁气滞诸症。治当活血祛瘀、散寒止痛，方用生化汤加减。

产后腹痛的诊断要点是：发于新产后，痛在下腹部，多为阵发性，不伴恶寒，发热，应与伤食腹痛、感染毒邪腹痛相鉴别。

（四）产后恶露不绝

产后恶露不绝，是指产妇产后恶露持续 20 天以上仍淋沥不断者，亦称恶露不尽、恶露不止。恶露为胎盘娩出后，胞宫内遗留的余血浊液，一般应在 20 天内自然排尽，若超过 20 天者，则属产后恶露不绝。临床常见气虚、血热、血瘀 3 类证候。

（1）气虚证：乃因于体质素虚，产时失血耗气而益增其虚，或产后操劳过早，劳倦伤脾，气虚失摄，冲任不固而致。其主症是产后恶露过期不止，或淋沥不断，量多、色淡红、质稀薄、无臭，小腹空坠，兼见气虚诸症。治当补气摄血，方用补中益气汤加减。

（2）血热证：乃因于阴虚内热，热扰冲任，迫血下行。其主症是产后恶露过期不止，量较多、色深红、质黏稠、有臭秽味，兼见阴虚内热诸症。治当养阴清热、固冲止血，方用保阴煎加减。

若因肝郁化热而致恶露不绝者，治当疏肝解郁、清热凉血，方用丹栀逍遥散加减。

（3）血瘀证：乃因于产后寒邪乘虚入胞，寒凝血瘀，或胞衣残留，瘀阻冲任。其主症是产后恶露淋沥，涩滞不爽，量少，色紫黯，有块，小腹疼痛，拒按，兼见血瘀诸症。治当活血化瘀、固冲止血，方用生化汤加减。

产后恶露不绝的诊断要点是：产后恶露超过 20 天仍淋沥不断。

（五）产后大便难

产后大便难，是指产妇产后大便艰涩，或数日不解，或排便时干燥疼痛，难以排出者，此乃古人所称"新产三病"之一。

本病的发生，乃因于分娩失血，肠道失于濡润，或阴虚火旺，灼伤津液，肠道失润而致。其主症是产后大便干燥，数日不解，或解时艰涩难下，兼见血虚津亏诸症。治当养血润燥通便，方用四物汤加味。

若兼见阴虚内热之象者，治当养血润燥、清热通便，方用麻仁丸合增液汤加减。

若兼气虚者，治当补气养血，佐以润肠，方用圣愈汤加减。

（六）产后发热

产后发热，是指产妇产褥期内发热持续不退，或突发高热并伴有其他症状者。产后1～2日，因阴血骤虚，阳气浮动，常有轻微发热，但无其他症状，一般可自行消退，不属病态。产后发热临床常见感染毒邪、血瘀、外感、血虚4类证候。

1. 感染毒邪证

感染毒邪证乃因于产伤、出血、产后外阴不洁、不禁房事等，致毒邪乘虚侵入胞宫，正邪相争而发热。其主症是产后高热，寒战，小腹疼痛，拒按，恶露量多或少，色紫黯，有臭味，兼见里热炽盛诸症。治当清热解毒、凉血化瘀，方用解毒活血汤加减。

若热毒与瘀血互结胞中，小腹剧痛，恶露不畅者，治当泄热逐瘀，方用大黄牡丹汤加减。

若热入营血，高热烦躁，斑疹隐隐，舌红绛苔黄燥者，治当清营养阴、凉血解毒，方用清营汤加减。

若热入心包，高热不退，神昏肢厥者，治当清心养阴、豁痰开窍，方用清营汤送服安宫牛黄丸或紫雪丹。

2. 血瘀证

血瘀证乃因于产后恶露排出不畅，瘀阻气滞，营卫失调。其主症是产后寒热时作，恶露不下或下之甚少、色紫黯、有块，小腹疼痛，拒按，兼见血瘀诸症。治当活血化瘀，方用生化汤加减。

3. 外感证

外感证乃因于产后体虚，感邪而发。若外感风寒，则见风寒表证，治当辛温解表、养血祛风，方用荆防四物汤加减。

若外感风热，则见风热表证，治当辛凉解表，方用银翘散加减。

若邪入少阳，则见半表半里证，治当和解少阳，方用小柴胡汤加减。

若外感暑热，津气两伤，治当清暑益气、养阴生津，方用清暑益气汤（《温热经纬》）加减。

4. 血虚证

血虚证乃因于产后失血过多，以致阳气浮动。其主症是产后失血过多，低热缠绵，自汗，腹痛绵绵，兼见血虚诸症。治当补益气血，方用八珍汤加减。

若产后伤食发热，治当健脾和胃、消食导滞，方用保和丸。

产后发热的诊断要点是：发热见于产褥期，尤以新产后居多，常伴见恶露异常或小腹疼痛。产后发热还可因其他内外科疾病所致，如疟疾、痢疾、肠痈等，应予鉴别。

（七）产后排尿异常

产后排尿异常，统指产妇新产后小便不通，或小便频数，甚至失禁者。新产者理应在 6～8 小时内自行排尿。若新产后排尿困难，甚至闭塞不通者，称为产后小便不通，亦称癃闭。若新产后小便次数增多，甚至一昼夜数十次，但不伴有尿痛、急迫者，称为产后小便频数。若新产后排尿不能控制而自遗者，称为小便失禁。产后小便不通、频数、失禁，统称产后排尿异常，症状虽不同，但皆因分娩及产伤使膀胱气化失司所致。临床常见气虚、肾虚、膀胱损伤 3 类证候。

1. 气虚证

气虚证乃因于脾肺气虚，通调水道功能失职，膀胱气化失司，而致产后排尿异常。其主症是新产后小便不通，小腹胀急，或小便频数，甚至失禁，兼见气虚诸症。治当补益中气，方用补中益气汤加减。

2. 肾虚证

肾虚证乃因于肾气不足，膀胱气化失司，而致产后排尿异常。其主症是新产后小便不通，小腹胀痛，或小便频数，甚至失禁，兼见肾气虚诸症。治当补肾助阳、化气行水，方用肾气丸加减。

3. 膀胱损伤证

膀胱损伤证乃因于分娩损伤膀胱，以致膀胱失约，小便失禁。其主症是新产后小便自遗，或淋沥而夹血丝。治当补气固脬，方用黄芪当归散加味。

产后排尿异常的诊断要点是：新产后排尿困难或闭塞不通，小腹胀急；或尿频，甚至失禁。应与产后淋证、产后血尿相鉴别。

（八）产后自汗、盗汗

产后自汗，是指产妇产后汗出过多，持续日久而不能自止者；产后盗汗，是指产妇产后睡中汗出湿衣被，醒后即止者，属"产后三急"之一。不少产妇新产后由于气血不足，腠理不固，汗出较多，尤以食后、活动或睡眠中为显，此属正常现象，数日后正气恢复可自止，不作病论。

1. 产后气虚自汗

产后气虚自汗乃因于气虚失摄，卫气不固，腠理疏松所致。其主症是产后汗出较多，不能自止，动辄加剧，时或恶风，兼见气虚诸症。治当补气固表、和营止汗，方用补中益气汤加减。

2. 产后阴虚盗汗

产后阴虚盗汗乃因于阴虚内热，迫津外泄所致。其主症是产后睡中汗出，汗湿衣被，醒后自止，兼见阴虚内热诸症。治当养阴生津、益气敛汗，方用生脉散加味。

产后自汗、盗汗的诊断要点是：产后汗出量多且持续时间长。白昼汗多，动辄益甚者为自汗；睡中汗出，醒后自止者为盗汗。产后自汗、盗汗应与产后中暑、产后发热导致的汗出相鉴别。

（九）产后身痛

产后身痛，是指产妇在产褥期出现肢体关节疼痛、麻木、重着者，亦称产后关节痛、产后痛风。临床常见血虚、肾虚、血瘀、风寒 4 类证候。

1. 血虚证

血虚证乃因于产时失血过多，筋脉关节失养。其主症是产后遍身关节疼痛，肢体痠楚麻木，兼见血虚失荣诸症。治当养血益气、温经通络，方用桂枝黄芪五物汤加减。

2. 肾虚证

肾虚证乃因于肾气亏乏，经脉失养。其主症是产后腰脊痠痛，腿脚乏力，或足跟痛，兼见肾虚诸症。治当补肾强腰、温经止痛，方用养荣壮肾汤加减。

3. 血瘀证

血瘀证乃因于产后瘀血阻络，以致关节不利。其主症是产后遍身疼痛，关节屈伸不利，或小腹痛，恶露不畅，兼见血瘀诸症。治当活血祛风、通络止痛，方用身痛逐瘀汤加减。

4. 风寒证

风寒证乃因于产后感受风、寒、湿邪，致气血阻滞，不通则痛。其主症是产后周身关节疼痛，屈伸不利，或痛无定处，或痛定不移，犹如针刺，或肢体肿胀，麻木重着，兼见风、寒、湿邪侵袭诸症。治当散寒除湿、养血祛风，方用独活寄生汤加减。

产后身痛的诊断要点是：妇女在产褥期肢体关节痠痛、麻木、重着，但局部无红、肿、灼热，应与风湿热痹相鉴别。

（十）缺乳

缺乳，是指产妇产后乳汁甚少，或全无者，亦称乳汁不足、乳汁不行、无乳。临床常见气血虚弱、肝郁气滞两类证候。

1. 气血虚弱证

气血虚弱证乃因于气血亏虚，化源不足，乳汁无源。其主症是产后乳少，甚或全无，乳汁清稀，乳房柔软，无胀感，兼见气血不足诸症。治当补气养血，佐以通乳，方用通乳丹加减。

2. 肝郁气滞证

肝郁气滞证乃因于产后情志抑郁，气机不畅，经脉涩滞，乳汁不行。其主症是产后乳少，甚或全无，乳房肿胀或硬，兼见肝郁气滞诸症。治当疏肝解郁、通络下乳，方用下乳涌泉散加减。

缺乳的诊断要点是：产后乳少，甚或全无，不够喂养婴儿，但乳房无红、肿、热、痛，应与乳痈所致的缺乳相鉴别。

11 乳汁自出

乳汁自出，是指产妇产后乳汁不经婴儿吮吸或挤压而不断自然溢出者，亦称乳汁自涌、漏乳。若妇女体质健壮，气血旺盛，乳汁充沛，乳房饱满而溢者，不属病态。乳汁自出临床常见气血虚弱、肝经郁热两类证候。

1. 气血虚弱证

气血虚弱证乃因于气血虚弱，中气不足，摄纳无权，而致乳汁随化随出。其主症是乳汁自出，质清稀，乳房柔软无胀感，兼见气血不足诸症。治当补益气血，佐以固摄，方用八珍汤加减。

2. 肝经郁热证

肝经郁热证乃因于肝郁化热，迫乳外溢。其主症是乳汁自出，量多、质稠，乳房胀痛，兼见肝经郁热诸症。治当疏肝解郁清热，方用丹栀逍遥散加减。

乳汁自出的诊断要点是：产后乳汁不经婴儿吮吸或挤压而不断自然溢出。若溢乳发生于妊娠期，称为乳泣。若所溢出为血性液体，乳房有块者，应结合有关检查与乳癌鉴别。

回乳：若产妇不欲哺乳者，可予回乳。其方法是炒麦芽200g，蝉蜕5g，煎汤作1日量内服。外用芒硝120g装于布袋内，排空乳汁后，敷于乳房，待湿后更换再敷。

五、妇科杂病提要

妇科杂病，是指凡不属经、带、胎、产疾病范畴，而又与女性生理、病理特点密切相关的病变。临床常见者有癥瘕、阴挺、脏躁、不孕症、阴痒、阴疮、阴吹等。

（一）癥瘕

癥瘕，是指妇女下腹部有结块，伴有胀满或疼痛感，甚或出血者。癥者，结块坚硬不散，固定不移，痛有定处，属血病；瘕者，聚散无常，推之可移，痛无定处，属气病。癥与瘕虽有血病、气病之分，但密切相连，难以截然分开。癥瘕的形成多与正气虚弱，气血失调有关。临床常见气滞、血瘀、痰湿3类证候。

1. 气滞证

气滞证乃因于七情所伤，肝气郁结，血行不畅，积于胞中而成癥瘕。其主症是下腹胀满，积块不坚，推之可移，或上或下，痛无定处，时痛时缓，兼见肝郁气滞诸症。治当行气导滞、活血消癥，方用香棱丸加减。

2. 血瘀证

血瘀证乃因于血瘀日久，积结成癥。其主症是胞中积块坚硬，固定不移，痛有定处，拒按，月经量多，经期延后或闭经，兼见血瘀诸症。治当活血散结、破瘀消癥，方用桂枝茯苓丸加减。若邪实正盛者，可用大黄䗪虫丸。

3. 痰湿证

痰湿证乃因于脾肾不足，水湿不化，聚而成痰，痰滞胞络，与气血相搏，积久而成癥，或湿热与瘀血搏结而成癥瘕。其主症是小腹积块，按之不坚，时或作痛，带下量多、色白、质黏腻，兼见痰湿内蕴诸症。治当理气化痰、破瘀消癥，方用开郁二陈汤加减。若属湿热证，则兼见湿热内蕴诸症，治当清热利湿、破瘀消癥，方用大黄牡丹汤加减。

癥瘕的诊断要点是：妇女胞宫或胞脉、胞络等部位结成包块，伴有胀满或疼痛，或影响经、带、胎、产，临床可见月经过多或过少、疼痛、闭经、崩漏、带下量多、堕胎、小产、不孕等。癥瘕应早期诊断、治疗，若发展缓慢，按之柔软活动者，预后较好；若伴疼痛，长期出血，或五色带下，有臭气，形体消瘦，面色晦暗者，预后不良。妇女癥瘕应根据包块发生的部位、症状及妇科检查所见，与内外科疾病中的癥瘕相鉴别。

（二）阴挺

阴挺，是指妇女阴中有物下坠，甚至脱出阴道口外或阴道膨出者。前者称子宫脱垂，后者称阴道膨出，统称阴挺，亦称阴菌、阴脱。临床常见气虚、肾虚两类证候。

1. 气虚证

气虚证乃因于脾气不足，中气下陷，系胞无力，带脉失约，提摄失权。其主症是子宫下移或脱出阴道口外，劳则加剧，小腹下坠，兼见脾虚气陷诸症。治当补气升提，方用补中益气汤加减。

2. 肾虚证

肾虚证乃因于肾气不足，系胞无力，冲任不固，带脉失约，提摄失权。其主症是子宫下脱，小腹下坠，小便频数夜甚，兼见肾虚诸症。治当补肾固脱，方用大补元煎加减。

阴挺的诊断要点是：妇女子宫由正常位置沿阴道下降，子宫颈外口达坐骨棘水平以下，甚至子宫全部脱出于阴道口外。子宫脱垂分3度：1度子宫颈下垂到坐骨棘水平以下，但不超越阴道口。2度子宫颈及部分子宫体脱出于阴道口外。3度整个子宫体脱出于阴道口外。

（三）脏躁

脏躁，是指妇女精神忧郁，烦躁不宁，哭笑无常，呵欠频作者。其发病与体质有关，如忧虑伤心，劳倦伤脾，心脾两伤，化源不足，久及于肾，则脏阴不足，五志之火上扰心神，而致脏躁。其主症是精神不振，或神志恍惚，情绪易波动，心中烦乱，睡卧不安，发作时呵欠频作，哭笑无常，不能自主，兼见阴血不足诸症。治当甘润滋补、养心益脾，方用甘麦大枣汤加味。

脏躁的诊断要点是：精神忧郁，烦躁不宁，哭笑无常，呵欠频作。其与百合病的区别在于，本病以哭笑无常、悲伤欲哭为主症；而百合病则以沉默寡言、抑郁少欢为主症。本病与经行情志异常的区别在于：本病与月经周期无关，而经行情志异常则伴随月经周期而发作。

（四）不孕症

不孕症，是指夫妇同居两年以上，配偶生殖功能正常，女性未避孕而不受孕者，或曾经生育，或流产后未避孕，而又两年以上不再受孕者。前者称原发性不孕，亦称无子、全不产；后者称继发性不孕，亦称断续，两种类型统称不孕症。产生不孕症的因素较多，概括起来可分为两类。一类属于先天性的生理缺陷，古代记述有螺、纹、鼓、角、脉5种，称为五不女，非药物治疗所能奏效，故不在本文讲述。一类即本文所述的病理性不孕，临床常见肾虚、肝郁、痰湿、血瘀4类证候。

1. 肾虚证

肾虚证又有肾阳虚证与肾阴虚证之分。

（1）肾阳虚证：因于阳虚失煦，子宫虚冷，以致不能摄精成孕。其主症是婚久不孕，月经后期、量少、色淡，或月经稀发，闭经、性欲淡漠，兼见肾阳虚诸症。治当温肾益气、养血益精、调补冲任，方用毓麟珠加味。

（2）肾阴虚证：因于精血不足，冲任脉虚，胞脉失养，或阴虚火旺，热蕴血海，以致不能成孕。其主症是婚久不孕，月经先期、量少、色红、无血块，兼见精血不足或阴虚火旺诸症。治当滋肾养血、调补冲任，方用养精种玉汤加减，若阴虚火旺较甚者，可于方中加滋肾填精、清热降火之品。

2. 肝郁证

肝郁证乃因于情志不遂，肝失疏泄，气血不和，冲任失调。其主症是多年不孕，月经先后无定期，经行不畅，量少、色黯、有血块，经行腹痛，经前乳房胀痛，兼见肝郁气滞诸症。治当疏肝解郁、养血调经，方用开郁种玉汤加减。

3. 痰湿证

痰湿证乃因于脾不健运，痰湿内生，气机不畅，胞脉阻滞，致两精不能相合。其主症是婚久不孕，形体肥胖，经期延后，甚或闭经，带下量多、色白、质黏稠，兼见痰湿内蕴诸症。治当燥湿化痰、理气调经，方用启宫丸加减。

4. 血瘀证

血瘀证乃因于瘀血阻滞胞脉，致两精不能相合。其主症是婚久不孕，月经后期，或痛经，量少、色紫黯、有血块，小腹拒按，块下痛减，平时小腹作痛，痛时拒按，兼见血瘀诸症。治当理气活血、化瘀调经，方用少腹逐瘀汤加减。

不孕症的诊断要点是：妇女结婚两年以上，或曾孕育后两年以上，夫妇同居，配偶生殖功能正常，未避孕而不受孕者。临床中须详细询问月经史、带下史、婚产史、性生活史等有关病史，并进行有关的各项妇科检查、男方精液检查等。

（五）阴痒

阴痒，是指外阴及阴道瘙痒不堪，甚或痒痛难忍，或伴带下异常者，亦称阴门瘙痒、阴蠚。临床常见肝经湿热、肝肾阴虚两类证候。

1. 肝经湿热证

肝经湿热证乃因于阴部为肝经所布，若忽视卫生，或久居湿地，以致湿热虫蠚入侵阴部，或肝脾湿热蕴郁生虫，以致阴痒。其主症是阴部瘙痒，甚或痒痛，坐卧不安，带下量多、色黄如脓，或呈泡沫、米泔样，或状如豆腐渣，其气腥臭，兼见肝经湿热诸症。治当清热利湿、杀虫止痒，方用萆薢渗湿汤加减。若兼见肝胆火旺诸症者，方用龙胆泻肝汤加减。

2. 肝肾阴虚证

肝肾阴虚证乃因于肝肾阴虚，或年老体衰，阴血不足，生风化燥，以致阴部肌肤失养而作痒。其主症是阴部干涩，灼热瘙痒，带下量少、色黄，或赤白如血水，兼见阴虚火旺诸症。治当滋阴降火止痒，方用知柏地黄汤加减。

若脾虚血少，血燥生风而作痒，兼见气血两虚诸症者，治当健脾养血止痒，方用归脾汤加减。

阴痒的外用方较多。外洗可选用塌痒方、蛇床子散。皮肤破损者外搽可用珍珠散。阴道坐药亦可针对病情斟酌选用。

阴痒的诊断要点是：以前阴瘙痒为主，甚或波及后阴、大腿内侧，应与癣、湿疹、外阴白斑相鉴别。

（六）阴疮

阴疮，是指妇女外阴肿痛，甚或化脓溃疡，黄水淋沥，或外阴一侧凝结成块，坚硬，或如蚕茧状者，其统称为阴疮，包括阴肿、阴蚀、蚌疽、阴茧。临床常见热毒、寒凝两类证候，其中以热毒证居多。

1. 热毒证

热毒证乃因于热毒侵袭，气血壅滞，蕴结成疮。其主症是阴部生疮，红、肿、热、痛，3～5天成脓，溃后脓多臭秽黏稠，兼见初起发热，恶寒，进而但热不寒及热毒内炽诸症。治当清热解毒、活血消疮，方用五味消毒饮加减。若兼见肝经湿热诸症者，可用龙胆泻肝汤加减。若高热，肿胀疼痛，将化脓或已化脓者，可用仙方活命饮加减。

2. 寒凝证

（1）寒凝证：乃因于寒凝气血，瘀积成疮。其主症是肿块坚硬，皮色不变，疼痛不甚，经久不消，或日久溃烂，瘙痒出血，脓水淋沥，疮久不敛，兼见寒凝诸症。治当益气养血、散寒托毒，方用托里消毒散加减。

（2）阳虚寒凝证：乃因于平素阳虚，气血不畅，与痰湿凝结成块。其主症是外阴一侧肿胀结块，状如蚕茧，不红不热，经久不消。治当温经散寒、化痰养荣，方用阳和汤加减送服小金丹。

阴疮的诊断要点是：外阴红肿热痛，或兼脓水淋沥，或结块坚硬，应与阴痒、外阴湿疹相鉴别。

（七）阴吹

阴吹，是指妇女阴道中时时出气。或气出有声，状如矢气者。临床常见腑气不通、气虚、痰湿3类证候。

1. 腑气不通证

腑气不通证乃因于燥屎内结，腑气不得下泄而逼走前阴。其主症是阴吹较剧，簌簌有声，大便干燥，秘结难下，腹部胀气，兼见阳明燥热诸症。治当清热润燥、导滞通便，方用麻仁丸。

2. 气虚证

气虚证乃因于脾胃虚弱，升降失常，腑气不降，失循常道，逼走前阴。其主症是阴吹时断时续，时甚时微，兼见中气下陷诸症。治当益气升清、调理脾胃，方用补中益气汤加减。

3. 痰湿证

痰湿证乃因于痰湿中阻，腑气不降，逼走前阴，或痰湿下注，气随湿下，而致阴吹。其主症是阴吹而带下量多、色白、质黏稠、无臭气，兼见痰湿内蕴诸症。治当化痰燥湿、健脾和胃，方用橘半桂苓枳姜汤加减。

阴吹的诊断要点是：妇女阴道中时时出气，或气出有声，应与阴道直肠瘘管病变相鉴别。

六、儿枕痛歧义辨析

儿枕痛是妇科常见产后病之一，它是妇女产后腹痛的一种类型。关于儿枕痛的概念及其与产后腹痛的关系，历来说法颇不一致。有谓儿枕痛是产后腹痛中的一种类型者；有将儿枕痛和产后腹痛等同者；有谓儿枕痛为产后正常现象，不做病态而论者。歧义纷呈，使读者特别是学生莫衷一是。

"儿枕痛"一词，首见于宋代陈自明所著的《妇人大全良方》。对其概念，该书"产后儿枕心腹刺痛方论"中云："夫儿枕者，由母胎中宿有血块，因产时其血破散与儿俱下，则无患也。若产后脏腑风冷，使血凝滞，在于小腹不能流通，则令结聚疼痛，名曰儿枕也。"对其临床表现、成因及治疗方药，书中亦有论述："产后腹中有块，上下时动，痛发不可忍。此由妊娠聚血，产后气羸，恶露未尽，新血与故血相搏而痛，俗谓儿枕，乃血瘕也，宜蒲黄散。"由上述文字可以看出，《妇人大全良方》中所说的"儿枕"，是指产后瘀血结聚而导致的小腹疼痛。

产后腹痛之病名，最早见于东汉张仲景所著之《金匮要略》。该书"妇人产后病脉证治"篇中，将其分为3种类型。一为血虚里寒证，书中论其证治云："产后腹中疠痛，当归生姜羊肉汤主之。"二为气血郁滞证，书中论其证治云："产后腹痛，烦满不得卧，枳实芍药散主之。"三为瘀血内结证，书中论其证治云："产妇腹痛，法当以枳实芍药散，假令不愈者，此为腹中有干血著脐下，宜下瘀血汤主之。"可以说，仲景关于产后腹痛之论虽然简略，但却开后世对该病辨治之先河。嗣后如《诸病源候论》《千金翼方》及明、清诸家对产后腹痛之辨治虽有所发展，良方亦多，但大体上总不外从血虚与血瘀两方面入手。

上海科学技术出版社1986年4月第1版《中医妇科学》"产后腹痛"中云："产后以小腹疼痛为主症者，称'产后腹痛'。《金匮要略·妇人产后病脉证并治》已有记载。其中因瘀血引起的，又称'儿枕痛'。如《女科经纶》引大全曰：'儿枕者由母胎中，宿有血块，因产时其血破败，与儿俱下则无患。若产妇脏腑风冷，使血凝滞在小腹，不能流通，令结聚疼痛，名曰儿枕痛。'本病以新产后为多见。"此教材认为产后腹痛是由各种原因而导致的产后以小腹疼痛为主症的病变之统称，而儿枕痛则仅是产后腹痛中属瘀血结聚的一种类型。也就是说，其他类型的产后腹痛，不称儿枕痛。

湖南科学技术出版社1987年8月第1版《中医妇科学》"产后腹痛"中云："产后以小腹疼痛为主证者，称'产后腹痛'，古称'儿枕痛'。"按该教材的说法，产后腹痛与儿枕痛的概念完全相同，之所以有两个名称，不过是古今称谓不同而已。但实际上，"产后腹痛"之称始于东汉，而"儿枕痛"之称的文字记载始见于宋代。东汉在前而宋代在后，若论古称，则产后腹痛之说比儿枕痛更古。故以儿枕痛为产后腹痛之"古称"的说法不妥。

贵州人民出版社1989年12月第1版《中医妇科学》"产后腹痛"中云："分娩后以小腹疼痛为主症者，称产后腹痛。""胎盘娩出后，由于子宫收缩复旧，常有阵发性腹痛发生，称为儿枕痛。一般持续3～5天可自然消失，不需治疗。如腹痛过期仍不消失，而逐渐加重，则应视为产后腹痛。"按该教材的说法，儿枕痛乃产后子宫收缩复旧过程中的正常现象，不属于病态，而产后腹痛则属于病态，二者有非病态与病态之分，概念当然不同。

综上所述，3 种教材对儿枕痛与产后腹痛的概念及其相互关系的说法各执一端，互不相同。简言之，一种认为产后腹痛包括儿枕痛，而儿枕痛只是产后腹痛中的一种类型；一种认为儿枕痛是产后腹痛的古称，二者并无不同；一种认为儿枕痛为产后正常现象，而产后腹痛则视为产后病。

对于上述 3 种说法孰是孰非的判断标准，作者以为，应当本着求源以正本的态度。求源，即考究"儿枕痛"与"产后腹痛"这两个学术名词的来源。正本，即依据其来源，从这两个名词在原著作中的概念出发，以确定其本义。从前面的引文中可以看出，在《金匮要略》中，将产后腹痛分为血虚里寒、气血郁滞、瘀血内结 3 种类型，其证候各异，治法亦不同。而在《妇人大全良方》中，其于儿枕痛的论述，只局限于产后瘀血结聚而导致的小腹疼痛。可见，在原著中产后腹痛的范围广而儿枕痛的范围局限。因此，上海科学技术出版社《中医妇科学》"产后以小腹疼痛为主证者，称'产后腹痛'……其中因瘀血引起的，又称'儿枕痛'"的说法，无论从二者各自的概念，还是从二者之间的关系来看，都是符合原著精神的，是正确的。

七、子宫内膜异位症的中医辨治

子宫内膜异位症，是指当子宫内膜组织出现于身体其他部位，如子宫的肌层、盆腔或卵巢等部位时，也受卵巢内分泌功能的影响而呈周期性改变。但是，内膜与血液不能外流，或从其他部位流出，而引起所在部位一系列的特有病变。其主要临床特征是经行腹痛，乃妇科常见病之一，好发于青中年女性。作者在临床中曾对该病进行长期观察治疗，现将个人体会介绍如下。

（一）血瘀为本病的基本病机

对子宫内膜异位症，中医古籍无相应病名，按其临床表现，可归于经行腹痛、癥瘕等范畴。关于经行腹痛的病机，《丹溪心法》云："经水将来作痛者，血实也。"关于妇科癥瘕的形成，《三因极一病证方论》云："多因经脉失于将理，产褥不善调护，内作七情，外感六淫，阴阳劳逸，饮食生冷，遂致营卫不输，新陈干忤，随经败浊，淋露凝滞，为癥为瘕。"其病位主要在下焦的小腹与少腹，根据中医"痛则不通"的理论分析，是因病变所在部位形成包块或结节，在月经期，经血外流受阻，血瘀气滞，搏结于胞宫、胞脉，形成癥瘕。所以说，其基本病机是血瘀。渐积日久，则损伤正气，戕及脾肾，形成邪实正虚、标实本虚而临床多呈虚实夹杂之证。

（二）治疗应辨病与辨证相结合，祛瘀通经与培补脾肾并施

子宫内膜异位症症状的出现，受卵巢功能的影响，呈周期样变化。其主要临床特点，正如《证治准绳》所述："血瘕之聚……腰痛不可俛仰……小腹里急苦痛，背脊痛，深达腰腹，下挛……此病令人无子。"因其在经前、经期表现为瘀血阻络，故治疗以祛瘀通经为主。经后及平时，多表现为脾肾两虚，治当培补脾肾，益气养血。在经前及经期采用祛瘀通经法，引经血外流，有利于包块、结节的软化、消散、吸收。在经后培补脾肾，益气养血，可增强抗病能力，有利于体质的恢复。对这类患者，不能见瘀则一味地攻逐，否则体质日虚，不耐攻伐，反致病情日益加重，迁延难愈，故须攻逐与扶正并施。

（三）辨证论治，方药随证加减

临床观察，子宫内膜异位症多为瘀中夹虚。瘀是瘀血阻于胞宫、胞脉；虚是脾肾两虚而多兼寒象，故其选方以金匮温经汤最为适宜。此方由桂枝、当归、川芎、芍药、牡丹皮、阿胶、麦冬、人参、甘草、半夏、吴茱萸、生姜组成，有温经养血、散寒祛瘀之功。方中吴茱萸、桂枝温经散寒，通利血脉。当归、川芎、牡丹皮活血祛瘀，养血调经。阿胶、麦冬滋阴养血，有助于瘀血之消散。人参、甘草补气健脾，以资生化之源。半夏、生姜相配和胃降逆，对经期痛甚而作呕恶者尤宜。方中之芍药，当以白芍为佳，且其用量宜大。白芍配甘草，酸甘化阴，养血柔肝，有缓急止痛之功。在临床使用中，若腹痛剧烈者，加延胡索、蟅

虫、水蛭，以增其祛瘀通经，祛腐生新之效。小腹冷痛者，加细辛、附子、小茴香，以温经暖宫。腰痛困重者，加续断、桑寄生、杜仲，以补肾强腰。恶心呕吐者，加竹茹、旋覆花、砂仁，以和胃降逆止呕。乳房胀者，加郁金、绿萼梅、佛手、露蜂房，以行气通络。大便溏者，加芡实、山药，以健脾止泻。大便干燥者，加火麻仁、全瓜蒌，以润肠通便。

（四）验案举例

柴某，女，27岁。2000年10月23日初诊。

患者13岁月经初潮，周期正常，无痛经史。于3年前结婚，次年8月初怀孕。因工作紧张不想生小孩，于9月底行药物流产，流产不全，又行清宫术，术后出现经行腹痛。每于经前1～3天小腹坠痛，行经的第1～2天，小腹疼痛剧烈，腰骶痛，肛门有下坠感，甚则恶心呕吐，汗出，手足冷。月经基本按期而至，经前颜面轻度浮肿，经行量少、色紫黯有血块，经期面色蜡黄。纳食减少，气短乏力，大便先干后溏，形体消瘦，舌质暗边尖有瘀斑，苔白，脉沉细弦。

妇科检查：子宫后位，大小为6cm×5cm，宫颈光，质中，活动尚可，轻压痛，后穹隆及直肠陷窝可触及数个如蚕豆般大小不等的结节，触痛（＋），右侧附件饱满，压痛（＋）。腹腔镜检查示：右侧卵巢巧克力囊肿。

西医诊断：子宫内膜异位症。

中医诊断：经行腹痛，寒凝血瘀证。

治法：温阳散寒，祛瘀通经。月经前4天及经期用金匮温经汤加减。

　　方药：桂枝 10g，吴茱萸 6g，干姜 10g，当归 10g，川芎 12g，白芍 30g，炙甘草 15g，党参 15g，阿胶珠 12g，半夏 10g，竹茹 10g，延胡索 10g，䗪虫 10g，炮山甲（他药代）10g，水蛭 6g，细辛 3g。在服汤剂的同时，配合针刺疗法，取穴：气海、中极、次髎、腰俞、足三里、三阴交、太冲，每周 2 次。

　　月经后用金匮肾气丸与人参归脾丸每次各服 1 丸，日服 2 次，连服 1 周，以培补脾肾。

　　按月经周期用药 6 个月余，痊愈。至 2001 年 5 月痛经已基本消失。妇科检查：后穹窿及直肠陷窝结节未触及，子宫、附件（－），嘱停药观察。患者于 2001 年 9 月份电告，已停经 50 天，妊娠试验（＋）。

八、中医辨治多囊卵巢综合征讨论

多囊卵巢综合征，属于一种神经－体液调节功能失调的病变，多发生于 20 ～ 40 岁。临床多见如下几种表现：一是月经异常，主要表现为继发性闭经，闭经前常有一段时间的月经稀发或月经过少，亦有月经过频、过多者。子宫内膜大多处于不同程度的增生状态。一是多毛，如体毛多而长，眉毛浓密，或上唇毛多如长胡须，外阴及肛门周围多毛，或在乳晕周围长出数根长毛。亦有出现痤疮、阴蒂肥大等男化征象者。二是肥胖，一般以中等度肥胖较多见。三是不育。四是双侧卵巢囊性增大，有的双合诊可扪及双侧增大的卵巢，超声波检查亦可见双侧卵巢呈多囊性增大。西医对本病一般采取卵巢楔形切除术或用激素治疗。

中医对本病辨证论治，颇有成效，现举笔者所治疗的验案报道并讨论如下。

俞某，女，16 岁，中学生，1995 年 7 月 13 日初诊。

患者皮肤由正常颜色变黑（色素沉着）已 3 年。11 岁月经初潮，开始时尚能按月行经。近两年来月经无规律，经常后错，并且经行量少、色淡，时有腹痛。体毛变长，口唇周围长出细软短须，远看一圈黑，眉毛浓密，四肢、外阴、肛门周围毛较多，近日来右乳房乳晕处长出一颗长毛。体形稍有变化，臀部大，大腿变粗，似男子之体态。皮肤粗糙，尤以四肢、腰、臀部为甚，时有痤疮出现。

超声波检查：右卵巢 5.0cm×4.4cm×3.6cm，内见多个无回声区，最大 2.3cm×2.1cm；左卵巢 4.0cm×3.9cm×2.4cm；子宫 3.9cm×3.2cm×2.4cm，内膜厚 1.3cm。超声波提示：双侧卵巢增大；子宫内膜增厚。

来诊前曾在某医院检查，数月基础体温观察在 36.5～36.8℃，呈单相，显示无排卵。尿 17-酮、17-羟检查在正常范围。血 HBsAg（-），肝功能正常。亦曾做超声波检查。经会诊除外肾上腺皮质肿瘤及肾上腺皮质增生，确诊为多囊卵巢综合征。

患者自觉周身乏力，困倦嗜卧，时有头晕，表情淡漠，情绪低落，食少纳差，二便尚可。面色淡黄无华，舌淡边有瘀点苔薄白，脉细滑略弱。

证属：气血两虚，因虚致瘀。

治法：补益气血，活血通经。

方药：生黄芪 20g，党参 10g，白术 10g，升麻 4g，柴胡 10g，当归 10g，白芍 15g，陈皮 6g，香附 10g，桃仁 10g，红花 10g，三棱 4g，莪术 4g，夏枯草 20g，炙甘草 6g。14 剂，水煎服。

2 诊：7 月 31 日复诊，自述服上方 7 剂后，于 7 月 20 日经来潮，量少、色红、少有血块，小腹痛。经期 5 天，月经于 25 日已净。现 14 剂药已服完，自觉体力较前增强，精神与情绪都较前好转，舌色转红，瘀点消退，苔薄白，脉细滑。行经后宜补。

方药：生黄芪 20g，党参 10g，白术 10g，升麻 4g，柴胡 10g，当归 10g，白芍 15g，陈皮 6g，香附 10g，枸杞子 10g，菟丝子 10g，五味子 10g，炙甘草 6g。7 剂，水煎服。

3 诊：8 月 8 日复诊，皮肤色素沉着消退，口唇周围胡须未再长。嘱继服上方 4 剂，然后改服 7 月 13 日方所配丸剂（配成水丸，每服 10g，日服 3 次），1 个月后再来诊。

4 诊：9 月 7 日复诊，自述 8 月 23 日月经来潮，行经 5 天，第 1 天量稍多、色淡红，无腹痛及其他不适。继续服上方丸药治疗。

5 诊：9 月 27 日复诊，超声波检查：右卵巢 3.8cm×2.6cm×3.9cm，内见无回声区 2.4cm×2.7cm；左卵巢 3.6cm×2.1cm×2.0cm，内见最大无回声区 1.1cm×0.9cm；子宫 4.8cm×4.0cm×3.4cm，内膜厚 1.0cm。超声波提示：双侧卵巢较前缩小。继续服上方丸药治疗 1 个月后停药。

6 诊：11 月 1 日复诊，经中药治疗 3 个半月，色素沉着消退，口唇周围胡须及乳房之毛消退，体毛、阴毛正常，月经按月来潮。超声波检查卵巢囊肿消退，随访至今未见复发。

多囊卵巢，因其双侧卵巢增大，可归之于中医"癥瘕积聚"的范畴。又因其部位固定不移，且临床常见闭经等瘀血内阻之证，故应归属于"癥积"。本例患者，虽年仅 16 岁，但综观其发病过程及临床表现，证属气血两虚，因虚致瘀，瘀血内阻，久而为癥积。

患者周身乏力，困倦嗜卧，表情淡漠，情绪低落，均为气虚而功能低下之象。因气虚而脾不健运，故食少纳差。气虚而不能生血，久则血亦虚。气血两虚，清窍失养，故时有头晕。面失其荣，则淡黄无华。舌淡，脉细弱，皆为气血不足之象。气虚则无力推动血行，血虚则运行涩滞，故日久而成瘀。气血两虚，则月经生化乏源；瘀血内阻，则脉道不畅，故月经错后，量少、色淡且经行腹痛。血虚而皮肤失于濡养，则日渐粗糙。瘀血阻络，肌肤气血运行不畅，则结聚而时发痤疮。反过来，瘀血内阻，又致新血不生，迁延日久，势成恶性循环，终致癥积内生。虚实夹杂，气血逆乱，阴阳失调，故多须、多毛，渐呈男性之象。

证属虚实夹杂，治当攻补兼施。气血虚则补其气血，瘀血内阻则活血通经。因"气帅血行"，故理气行滞之品亦不可缺，其方取补中益气汤合桃红四物汤加减。方中生黄芪甘温，为补气之要药。党参甘平，有补气养血之功。黄芪与党参相伍，则补气之力尤强，且补气以生血，又补气以促血行，可谓功兼三面，故为方中之君药。白术甘苦温，健脾益气，以振奋生化之源。当归甘辛温，为妇科调经之要药，既有养血补血之功，又具温经活血之效，本证乃血虚且瘀，用之尤当。白芍酸苦微寒，有养血敛阴、调经止痛之功。当归配白芍，则养血补血而不腻不滞，活血行血而不伤血。柴胡苦辛平，疏肝理气行滞。陈皮辛苦微温，理气行滞。香附辛温，为"气病之总司，女科之主帅"，有疏肝理气、调经止痛之功。柴胡、陈皮、香附合用，理气行滞之力尤强，再佐以升麻升举阳气，使气行则血行。桃仁苦平，红花辛温，二者皆有活血祛瘀之功，为治瘀血诸证所常用。三棱苦平，为血中气药，莪术辛苦温，为气中血药，二者相伍，有破血祛瘀、行气止痛之效，为破血消癥常用之品。夏枯草苦辛寒，清热散结，用以消散痤疮。炙甘草甘温益气而调和诸药。方中诸药配伍，补气生血与行气活血并施，使气血生则正气复，气血行则经脉通。正气来复，气血通畅，则癥积消，诸症自除。初起用汤剂，是取其药力雄峻而扶正祛瘀之力强，即古人所云："汤者，荡也。"然病非一日所成，治亦难求速效，故继以丸剂，取其"丸者，缓也"，长服以求正气徐徐来复而癥积渐消缓散。1995 年 7 月 31 日复诊时于方中减破血行气之品而加枸杞子、菟丝子、五味子，是因行经后气血更亏，而以其补益肝肾也。药虽增减而法未变，辨其证而论其治，在于医者临证之化裁。

九、甲状腺结节、乳腺增生、子宫肌瘤异病同治

在临床上常常会发现许多甲状腺结节、乳腺结节、子宫肌瘤的患者。有单发甲状腺结节、单发乳腺结节或单发子宫肌瘤的；还有这其中两者并发的；亦有三者同时存在的。其中，甲状腺结节、乳腺结节不仅发于女性，亦可发生于男性患者。

如因生活节奏快、工作压力大、精神高度紧张，以及不健康的饮食、不正常的作息时间，均可导致机体代谢紊乱而形成气滞、痰凝、血瘀。这些代谢产生的垃圾不能及时排出体外，郁积于体内，在颈部可见甲状腺结节，在胸部可见乳腺结节，在女性盆腔也可见子宫肌瘤。

这些病变名称不同，但病因病机是一致的。按照中医辨证，这些疾病均属气滞、痰凝、血瘀为患。其病机为肝郁气滞，气机失宣，津液不布，凝聚成痰，脉络受阻，血滞成瘀，渐至成积。中医称之为瘿气、瘿瘤、乳癖、癥瘕积聚等。因此，总的治疗原则为去菀陈莝。具体治法为行气、化痰、祛瘀、软坚散结，可谓"异病同治"。代表方剂为柴胡疏肝散、逍遥散、二陈汤、桂枝茯苓丸、小金丹等。临床辨证分为肝郁气滞、肝郁痰凝和气滞血瘀。

1. 肝郁气滞

症状：除检查可见甲状腺结节、乳腺结节、子宫肌瘤外，伴见气急易怒，口干口苦，胸闷不舒，舌红苔黄，脉弦。

治法：疏肝解郁，行气化滞。

主方：柴胡疏肝散或加味逍遥散。

2. 肝郁痰凝

症状：除检查可见甲状腺结节、乳腺结节、子宫肌瘤外，伴见急躁易怒，胸胁、乳房胀痛，喜叹息，脘胀纳呆，便溏，神疲乏力，舌淡苔白，脉弦细。

治法：疏肝理气，涤痰散结。

主方：二陈汤合消瘰散加味。

3. 气滞血瘀

症状：除检查可见甲状腺结节、乳腺结节、子宫肌瘤外，伴见情绪急躁，胸胁、乳房胀痛，舌暗有瘀点或瘀斑，苔白或黄，脉沉细或涩。

治法：行气化瘀，软坚散结。

主方：桂枝茯苓丸、小金丹或血府逐瘀汤加减。

中医学"不治已病治未病"的健康观认为"正气存内，邪不可干"，"邪之所凑，其气必虚"，要身体健康，就要"未病先防"。人们的衣食住行、生活起居、精神情绪都时时影响着身体的健康状况。

近年来的临床观察显示，甲状腺结节、乳腺结节、子宫肌瘤发病较多，若不及时治疗，控制症状，发展下去也有癌变可能。患有这类疾病的患者要及时到门诊治疗，并定期检查结节的大小、变化。西医多采取手术治疗，亦有术后复发的。中医多采取辨证论治，改善身体内环境，就是要行气、化痰、祛瘀，软坚散结，把机体代谢产生的"垃圾"——结节及时消掉，在治疗的同时，要求患者能配合调理好精神情绪，饮食起居。饮食尽量避免垃圾食品，起居有常，即要按时吃、按时睡。生活有规律，则生物钟不紊乱。人体生物钟乱了，机体代谢就紊乱，就会生病。还有精神情绪，这是导致"结节"产生的重要因素，精神要尽量保持放松、愉快，不生气、不着急，就不易得病。生气则气滞，气不行则津液不行，凝而为痰；血不行，则凝聚成瘀，就会在体内产生"结节"。得了病也不要过度紧张，"既来之则安之"，配合医生把这些"结节"消掉，即可恢复健康。

十、不孕不育治在男女双方

孕育是男女双方的事，除了要求精子和卵子的质量好，双方没有生殖系统器质性病变、慢性炎症等外，还有一个双方配合的问题，其中哪一个环节出现问题都会导致孕育失败。

在孕育失败的患者中，有的虽然也可以自然受孕，但2～3个月发生胎停育或死胎。胎停育是指卵子受精后，胚胎不发育或到一定程度停止发育，中医学称之为"胎萎不长"或"死胎"。胎停育的原因，首先是精子、卵子质量差，虽然结合了，但发育到一定程度就不再发育。其次是孕后母体气血不足，不能养胎载胎，故胎萎不长而停育。反复出现胎停育者，临床男女双方都要调理。女方孕前要调整好月经周期，即有正常排卵。在备孕期间，不能感冒发热，不能服抗生素，不能患荨麻疹。男方若有睾丸炎、精索炎、精囊炎、前列腺炎及精液常规异常者，都要针对病因积极治疗，在备孕期间要戒烟、酒，不能服抗生素。女方怀孕后，需要中药保胎治疗。必要时，妊娠期间需要全程服用中药。在妊娠早期，尤其是怀孕一个月左右，要注意治疗妊娠反应，减少孕妇呕吐，增加营养，注意休息等。一般在保胎3个月左右时，孕妇饮食正常，即可停药观察至产前。

中医治疗不孕不育，主要从以下3个方面着手。

第一，要补肾。肾为先天之本，主人体的生长、发育和生殖，故不论男女，除有器质性病变者外，不孕不育的治疗都要从补肾着手。肾气充盛，精气充足，精子、卵子质量好，才容易受孕而育，故男女双方都要以补肾为根本。

第二，要健脾胃。脾胃为后天之本，气血生化之源，后天可以充养先天。肾主藏精，而血能化精，精能化血，脾肾健旺，精血互化，充盈旺盛，则易受孕。若脾胃不健，精血不足，就不易受孕、育胎。

第三，要调补气血。血能养胎，气能载胎，气血不足，就不能养胎、载胎，所以就容易出现胎停育、死胎、自然流产或习惯性流产。

临床中能正确运用补肾气、健脾胃、调气血这三大原则，才能收到良好的疗效。

医案医话篇

一、咳喘

咳喘，为常见病、多发病，往往缠绵难愈。其证迁延日久，每呈表里同病，寒热互见，虚实夹杂，治疗多较困难。中医学历代文献关于此证论述虽多，但在临床实践中，必须详审因、证，辨证治疗，方能求效。

[病案] 韩某，女，56岁，1987年8月15日初诊。

患者自述咳喘4年，近一年来加重。痰多味咸，呈白沫样，难以咳出，胸闷憋气，不能平卧，咳喘后则汗出。恶心纳差，脘腹胀满，背冷腰痛，口干口苦，睡眠多梦。曾经西医诊断为"慢性支气管炎""肺气肿"。诊其舌质暗红，苔薄白，脉沉细。

辨证：痰涎壅肺，宣降失调，肺气上逆，发为咳喘。

治法：化痰宣肺，止咳平喘。

方药：麻杏甘石汤合三子养亲汤加味。

炙麻黄10g，杏仁10g，生石膏（先煎）30g，甘草6g，白芥子3g，苏子10g，莱菔子10g，葶苈子10g，前胡10g，炙百部10g，炙紫菀10g，炙款冬花10g。4剂，水煎服。

2诊：服上方4剂后复诊，自述病情无明显改善，诊其舌脉同前，原方加川芎10g，当归10g，丹参15g。再进6剂后，病情大减。

前后来诊5次，基本宗上方加减治疗，咳喘逐渐消失，最后

医案医话篇

用原方加减制作蜜丸服用两个月而收功。

分析：患者咳喘已历时4年，近一年来病情加重，竟致胸闷憋气不能平卧。病程长而病情重，且长期治疗效果不佳，证情较复杂。究其病因，属痰浊为患。病机则为痰涎壅肺，宣降失调。由于痰涎壅滞于肺，肺之宣发、肃降功能失职，肺气上逆，而致咳喘痰多，痰涎不除则咳喘不止。痰阻气机，故胸闷憋气而不能平卧，且脘腹胀满。痰涎阻滞，脾胃升降功能失常，胃气不降，则作恶纳差。痰涎阻滞，气机不畅，阳气不能布达，经脉失煦，故背冷腰痛。痰涎阻肺，宣降失调，卫气不能固表，故咳喘而汗出。痰阻气机，肝胆疏泄功能失常，胆气横逆，故口干口苦；肝不藏魂，则睡眠多梦。舌质暗红，是痰阻气机，气血壅滞之象。脉象沉细，是痰涎内阻，气机不畅，阳气不能鼓动，气血壅滞于里之征。

综观脉症，关键问题在于痰浊为患。所以针对其痰涎壅肺，宣降失调，肺气上逆，发为咳喘这一病理机制，相应地确立化痰宣肺、止咳平喘的治疗方案。

处方用麻杏甘石汤与三子养亲汤相结合并加入相应药物。炙麻黄、杏仁、石膏、甘草四药为张仲景《伤寒论》中麻杏甘石汤。方中麻黄辛温，宣肺平喘，蜜炙则力缓而性平和。杏仁苦温，佐麻黄以止咳平喘。石膏辛寒，清泄肺热。甘草甘平，调和诸药。本方是以辛温、辛凉药物相配伍而主要具有辛凉作用的方剂，功能宣肺平喘，清泄郁热。苏子、莱菔子、白芥子三药相配伍是《张氏医通》中的三子养亲汤。苏子辛温，功能下气消痰，止咳平喘。白芥子辛温，除痰利气畅膈。莱菔子辛甘平，消食化痰。三药配伍，顺气降逆，化痰消食。本方由辛温药物组成，辛散温通，除痰理气效优，为临床治疗咳喘痰多、胸闷食少之常用方。葶苈子辛苦寒，下气行水，祛痰定喘，常用于痰涎壅滞，肺气上逆之咳嗽喘促。以其与苏子、莱菔子、白芥子相配伍，则药性寒温互制，而除痰理气、止咳平喘之功更强。前胡辛苦微寒，降气祛痰。炙百部甘苦温，润肺止咳。炙紫菀辛苦温，止咳化痰。炙款冬花辛温，止咳下气。炙紫菀与炙款冬花二药相配伍，则止咳平喘之力尤强。

麻杏甘石汤为辛凉之剂，功专宣肺平喘，清泄郁热。三子养亲汤为辛温之剂，功专顺气降逆，化痰消食。二方一温一凉，临床主治截然不同。本案中合二方为一剂，取麻杏甘石汤宣肺平喘之效，而用三子养亲汤化痰降气之功，并加入葶苈子等药物，使药性寒温互制，性质平和，诸药互伍，相辅相成，而增强化痰宣肺、止咳平喘之功。

至其2诊时，考虑其病已4载，"久病入络"，痰壅气滞日久，必致肺络瘀阻，血行不畅。而血行不畅又势必反过来加重气滞痰壅，故于原方中加入川芎、当归、丹参3味血分药，以养血活血，宣肺通络，使其气血畅通，则痰涎易除。因而，药后患者病情大减。三味血分药在方中虽非主药成分，但配入方剂中则疗效明显增强，这也从实践上证明了人体气与血的密切关系。

本案患者病程虽长，证情虽复杂，但因用药与证情相符，故能收到满意疗效。

二、五味消毒饮临床应用发挥

五味消毒饮，出自《医宗金鉴》，其方由金银花、野菊花、蒲公英、紫花地丁、紫背天葵籽组成。原为治疗疔毒而设，据临床观察发现，该方不仅适用于疮疡及妇科疾患，它对临床各科因热毒而引起的病变均有特殊疗效。现将近年来的临床治验报道如下。

（一）内科

［风热乳蛾（急性扁桃体炎）案］

王某，女，50岁，2000年4月8日初诊。

患者3日前咽部疼痛，吞咽障碍且随吞咽而疼痛加重，伴发热（体温38.2℃），恶寒，自服羚翘解毒丸未效而来诊。症见：咽痛声嘶，说话艰难，扁桃体红肿Ⅲ度，表面有黄色脓点，身热（体温38.6℃），咽干，饮食难咽，颌下髎核压痛，舌红苔黄略厚，脉滑数。

诊为：风热乳蛾。

证属：热毒上壅。

治法：清热解毒，利咽散结。

方药：五味消毒饮。金银花、野菊花各15g，蒲公英、紫花地丁各 20g，紫背天葵籽 15g，荆芥穗、牛蒡子、桔梗、生甘草各 10g，玄参 15g，浙贝母 10g。3 剂，每日 1 剂，水煎 3 次，日服 3 次，饭前 1 小时服。

2 诊：服上方 3 剂后，于 4 月 12 日复诊。发热已退，扁桃体脓肿与瘰核消退，唯咽部略红，稍有不适感。原方去浙贝母再服 2 剂收功。

按：此案系外感风热，上攻于咽部，致气血壅滞而发为乳蛾。延至 3 日后，热郁不得发越，蕴火成毒，故红肿加剧而化脓。火热灼液成痰，结于颌下，故瘰核压痛。治用五味消毒饮清热解毒，消散肿蛾。荆芥穗辛温发散，透邪外出，配伍于大队清热解毒药中，于清中有散，使郁火有外达之机，即《黄帝内经》"火郁发之"之谓。牛蒡子、桔梗、生甘草有清热利咽之功，为咽痛常用之品。浙贝母清热化痰散结以消散瘰核。玄参养阴清热，解毒散结。方中诸药配伍，清热与散郁并施，化痰与养阴同用，牛蒡子与桔梗利咽而引诸药直达病所。

（二）皮肤科

［扁平疣案］

孟某，女，28 岁，2001 年 3 月 24 日初诊。

患者 3 个月来面部发出褐色扁平丘疹，大多数如米粒大小，个别大如绿豆，先发于颊部，逐渐散在布于满面，两颊部簇聚联结成片，无痛痒感，小便黄，大便干结，2～3 日一行，舌尖红苔薄黄，脉弦滑。

诊为：扁平疣。

证属：热毒上攻，血热瘀结。

治法：清热解毒，凉血散瘀。

方药：五味消毒饮加减。金银花、野菊花、蒲公英、紫花地丁、紫背天葵籽、连翘、大青叶各15g，生山栀10g，夏枯草15g，玄参30g，牡丹皮10g，丹参15g，全瓜蒌30g。7剂，每日1剂，水煎3次，日服3次，饭前1小时服。

2诊：服上方7剂后，于4月2日来复诊。面部扁平疣减少1/3。原方再服10剂。

3诊：4月14日来诊，扁平疣基本消退，只有个别散在者，再服5剂收功。

按：扁平疣多发于青春期女性。究其病因病机，乃由风热火毒蕴于肌肤，致血热瘀结而成。方中五味消毒饮加连翘、大青叶、夏枯草疏风清热，解毒散结，以治其本。牡丹皮、丹参凉血散瘀，以促疣之消散。生山栀清热泻火，凉血解毒。玄参清热解毒，养阴凉血。全瓜蒌化痰利气，且润肠通便。诸药配伍，兼具清解与消散之功。

［脚湿气（足癣继发感染）案］

刘某，女，53岁，2001年5月10日初诊。

患足癣20余年，两足趾缝间潮湿糜烂，上覆粗厚白皮，时时渗出淡黄色液体，奇痒难耐，搔搓而致白皮脱落，渗出血水，露出鲜红嫩肉，其痒始轻，但有疼痛感。曾多方治疗，但反复发作，时轻时重。2日前穿皮鞋走路全天未得休息，至晚两足背红肿，次日裂口破溃流出黏质水液，疼痛不能行走，诊其舌苔薄腻略黄，脉弦滑。

诊为：脚湿气。

证属：湿热毒邪下注。

治以：清热解毒，燥湿行血。

方药：五味消毒饮加减。金银花、野菊花各15g，蒲公英、紫花地丁各20g，冬葵子、连翘、大青叶、豨莶草各15g，川椒、白芷、牡丹皮各10g，丹参15g。3剂，每日1剂，水煎3次，日服3次，饭前1小时服。

嘱患者卧床光脚，不穿鞋袜。

2诊：服上方3剂后于5月14日复诊，足背红肿消退，流水已止，裂口平复，痒痛均止，唯足趾间仍潮湿、渗液、瘙痒。原方再服3剂。

3诊：5月18日复诊，足趾间渗液已止，瘙痒亦轻。

再以豨莶草、大青叶各20g，川椒10g为方，服5剂以收功。

按：足癣为患，每迁延难愈，一旦调护不慎，则易继发感染而肿痛流水不止。究其病因病机，多为湿热毒邪下注，致血热瘀阻。治用五味消毒饮加连翘、大青叶、豨莶草以清热解毒。豨莶草配白芷、川椒有祛湿之功，湿去则痒止。牡丹皮、丹参凉血活血以消肿止痛。本方诸药配伍，清热解毒，燥湿行血，使邪气消散，血脉通调，则肿痒自除。

上述3案，病位有别，病情亦异，但均属热毒壅聚为患，故以五味消毒饮为主，随证加味，均获良效。值得提出的是，临床使用时，此五味药用量宜大，一般每味药用量在15～20g之间，则收效快而疗程短。

（三）妇科

［产后发热］

产后发热，病因有毒邪、血瘀、外感和血虚。其中感染毒邪证型，临床见产后高热，寒战，小腹疼痛拒按，恶露量或多或少、色暗、有臭味，伴心烦，口渴，尿黄，便秘，舌红苔黄，脉数有力。究其病机，此多由于产妇分娩时的创伤和出血，接生不慎或产褥不洁，致使毒邪侵入胞中，正邪交争，致发热。正邪相争急剧，则高热，寒战。毒邪直犯胞中，与余血相互蕴结而成瘀，瘀阻胞中则小腹疼痛拒按。热迫血行，则恶露量多；瘀血阻络，血行不畅，则恶露量少。毒邪与瘀血蕴热煎蒸，则恶露色紫暗，有臭味。热盛于内，灼伤津液，则心烦、口渴，尿黄，便秘。舌红苔黄、脉数有力均为毒邪感染内热之象。

［病案］黄某，女，29岁，1988年3月15日初诊。

患者产后发热7天。自产后第3天突然高热，体温在39.4℃以上，寒战，小腹疼痛拒按，恶露量多、色深、有臭味，口干渴欲冷饮，纳少，尿少而黄，大便已4日未行，舌红，苔薄黄，脉滑数。妇科检查：子宫复旧不良，子宫体压痛明显。实验室检查：血白细胞 $19 \times 10^9/L$，中性0.89。尿常规检查正常。宫腔分泌物培养为厌氧杆菌。

西医诊断：产褥感染。

中医诊断：产后发热。

辨证：毒邪感染。

治法：清热解毒，凉血化瘀。

方药：五味消毒饮加味。金银花20g，蒲公英25g，野菊花

10g，紫花地丁、天葵子各 15g，生蒲黄（包煎）、五灵脂各 10g，赤芍 15g，益母草 10g，生石膏 25g，牡丹皮、知母各 10g。2 剂，水煎服。

2 诊：3 月 17 日复诊，药后体温降至 37.9℃，诸症均减轻，并解大便 1 次。守方改生石膏为 15g。原方再服 2 剂。

3 诊：3 月 19 日复诊，体温已降至正常。上方去生石膏、知母，再服 3 剂而痊愈。

［带下病］

带下病的成因，多是由于脾肾之虚或湿热、湿毒之侵。其中之湿热毒邪感染证型者，临床见带下量多，色黄质稠，或黄绿如脓，或夹血色，气味臭秽，或浑浊如米泔，或似豆腐渣，阴部灼痛，或阴部瘙痒，或兼见发热，小腹疼痛，拒按，烦渴不欲饮，小便短黄，大便干，舌红苔黄腻，脉濡数或滑数。此多由于洗涤用具不洁，摄生不慎，或盆腔检查消毒不严，以致湿热毒邪感染，侵及外阴及胞宫。究其病机，湿热毒邪损伤任、带，任脉失固，带脉失约，则带下量多。湿热下注，则带下色黄或黄绿。湿热熏蒸，则带下质稠而有臭味。湿热稽留，气血阻滞，则阴部灼热疼痛。湿热阻滞，营卫不和，则可致阴部瘙痒。若邪盛而正邪交争，则见发热。湿热毒邪壅滞，气机不畅，则小腹疼痛拒按。热毒伤津则烦热口干，尿黄便干。舌苔腻，脉濡为湿盛之象；舌红苔黄，脉数为热盛之征。

潘某，女，26 岁，1986 年 8 月 7 日初诊。

患者 10 天前曾行人工流产术，术后阴道出血，4 天净。以后一直带下量多、色黄、质黏稠，有臭味。外阴痛、痒，少腹痛，腰痛，尿黄有灼热感，大便偏干，同时伴有低热（体温

37.3～37.6℃），舌红，苔黄略腻，脉滑数。妇检：阴道壁充血，分泌物量多，色黄如脓样，有臭味，子宫颈光滑，充血明显，子宫及附件未触及异常。阴道分泌物清洁度为4，未见滴虫、霉菌。血、尿常规检查正常。

西医诊断：急性阴道炎、宫颈炎。

中医诊断：黄带。

辨证：湿热毒邪感染。

治法：清热解毒，祛湿止带。

方药：五味消毒饮加味。金银花、蒲公英各15g，野菊花10g，紫花地丁10g，生薏苡仁15g，川牛膝10g。3剂，水煎服。同时用黄柏30g，川椒10g，水煎外洗。

2诊：8月10日复诊，服药3剂加外洗后，体温正常，带下减少，腰、腹痛等症减轻。继服原方10剂。

3诊：8月21日复诊，服药10天后诸症消失。妇科检查：阴道分泌物少、色淡黄，阴道黏膜及子宫颈均无充血，清洁度为1。

五味消毒饮方中，金银花性味甘寒，归肺、胃、大肠经，功能清热解毒，亦有轻宣透热之效，常用于治疗疮、痈、疖肿。野菊花苦辛微寒，归肝、肺经，功能清热解毒，多用于疮疡肿毒。蒲公英苦甘寒，归肝、胃经，功能清热解毒利湿，多用于热毒痈肿疮疡及内痈等病证。紫花地丁辛寒，归心、肝经，功能清热解毒，消散痈肿，常用于各种热毒疮疡。紫背天葵籽，性味苦甘寒，有清热解毒、消痈散结之功，常用于痈肿疮疡。以上诸药均有清热解毒之功，配伍使用，清热之力尤强，并能凉血散结消肿痛。上述病例的共同特点为感染毒邪，热毒壅滞为患，故用本方清热解毒之长，随证加减，均获治验，收到了异病同治的效果。

三、清热解毒、行气活血法治疗前列腺炎

前列腺炎，尤其是慢性前列腺炎，是成年男性常见的泌尿生殖系统疾病，其治疗多用清热解毒、行气活血之法。

1. 急性前列腺炎

急性前列腺炎，多因房事不节、酗酒、嗜食辛辣以致相火旺而湿热内蕴，又复外感湿热而发病。其证属热毒壅结，气血瘀滞。治当清热解毒，行气活血，佐以利湿。临床治疗每以五味消毒饮为主方，加行气活血之品而收功。

［病案］郑某，男，38岁，2001年3月17日初诊。

患者半月前出现尿频、尿急、尿道热痛，尿液浑黄滴浊，余沥不尽，少腹、阴囊及会阴部抽掣、坠胀、疼痛，放射至腹股沟。经实验室检查前列腺液可见大量脓细胞，直肠镜检查前列腺肿胀，压痛明显，诊为"急性前列腺炎"。诊其舌暗红、苔黄燥，脉弦数。

证属：热毒壅结，气血瘀滞。

治法：清热解毒，行气活血。

方药：金银花15g，野菊花15g，蒲公英20g，紫花地丁20g，紫背天葵籽15g，乌药10g，荔枝核12g，牡丹皮10g，赤芍12g，生地黄20g，川牛膝10g，泽兰、泽泻各10g。7剂，每日1剂，水煎3次，日服3次，饭前1小时服。

2 诊：3 月 25 日复诊，尿频、尿急、尿道热痛大减，下部坠痛已除，仅会阴部稍有不适感，原方再服 7 剂。

3 诊：4 月 2 日来诊，症状基本消除，原方剂量减小，再服 7 剂，并嘱服完药后做实验室检查。

4 月 15 日来告，病痛已解，前列腺液常规检查阴性。

按：五味消毒饮出自《医宗金鉴》，其方由金银花、野菊花、蒲公英、紫花地丁、紫背天葵籽组成。用于本证，五味消毒饮可清解下焦热毒，以治其本。乌药、荔枝核行气止痛。川牛膝、泽兰、牡丹皮、赤芍活血祛瘀。泽泻泄热利湿。生地黄滋阴凉血，使其泄热利湿而无伤阴之弊，且滋阴养血有助于瘀滞之消散，有促进活血祛瘀之功。诸药配伍，寒而不滞，温而不燥，清热解毒与行气活血并施，相得益彰。

2. 慢性前列腺炎

慢性前列腺炎，或由急性前列腺炎迁延而致，或因房劳、酗酒、嗜食辛辣等诸多因素渐积而成。治疗时仍需清热解毒，行气活血，五味消毒饮仍不可少。不过，若其正气已伤，亦需扶正益肾。临床应视邪与虚之情势，随证处方。

［病案］谢某，男，46 岁，2001 年 10 月 24 日初诊。

患慢性前列腺炎 1 年余，曾服西药及中成药未见明显好转，近半年来自服六味地黄丸、金匮肾气丸亦无明显效果而来诊。现症：排尿不尽，余沥不畅，尿末滴浊，时发尿频，会阴部抽掣牵及腹股沟，阴囊不温，偶有滑精、早泄，性功能减退，腰酸神疲，舌淡暗苔略厚，脉沉弦。

证属：热毒伤肾，气血瘀滞。

治以：清热解毒，行气活血，温肾益气。

处方：金银花 10g，野菊花 15g，蒲公英 10g，紫花地丁

10g，紫背天葵籽 10g，橘核 10g，荔枝核 10g，小茴香 10g，乌药 10g，泽兰 10g，三棱 10g，莪术 10g，仙茅 10g，淫羊藿 10g，肉苁蓉 20g。7 剂，每日 1 剂，水煎 3 次，日服 3 次，饭前 1 小时服。

2 诊：服上方 7 剂后患者来诊，仍以原方治疗，连服 28 剂，诸症消失，再用金匮肾气丸 30 丸，每次服 1 丸，日服 2 次以收功。

按：该患者病情迁延，热毒蕴结日久而耗损肾气。其肾气已虚而热毒未消。气血瘀滞，证属虚实夹杂。若专事清热解毒，行气活血，则肾气愈伤；专事温肾助阳，则热毒必炽。方中以五味消毒饮清热解毒，祛其蕴结之邪。橘核、荔枝核、小茴香、乌药温通行滞，以行郁结之气。泽兰、三棱、莪术活血通经以散瘀滞之血。仙茅、淫羊藿、肉苁蓉相伍，温肾气而不燥。诸药寒温并用，清热而不伤阳，温肾而不助热，祛邪而无伤正之弊。

四、崩漏治愈受孕 1 例讨论

崩漏乃不规则的阴道出血，是妇科常见病之一。来势急、出血量多者，称之为"崩"；来势慢，出血量少，或淋沥不断者，称之为"漏"。若崩与漏交替出现，迁延不愈者，则称之为"崩中漏下"，简称"崩漏"。

血是滋养脏腑、经络、四肢百骸、肌肤皮毛的营养物质，是人体赖以生存和生长发育、繁衍后代所必需的物质基础。崩漏患者，因长期失血，导致血耗气亏，正气不足，必致体质虚弱。又因其冲任受损，血海空虚，不能受孕养胎，所以往往并发不孕症，致使患者精神苦恼，甚而影响工作。作者在门诊曾治疗 1 例崩漏患者。该患者 12 岁月经初潮，至 18 岁月经一直按月而至，经期无痛苦。18 岁后参加工作，因在工作中过累、受寒，而致崩漏下血，曾在某医院诊断为"功能性子宫出血"而住院治疗 3 个月。后又曾在其他医院中西医治疗，曾用过乙烯雌酚、黄体酮、求偶素、丙睾、针灸、埋线、中药等，效果均不明显。病已持续 14 年之久，且婚后一年半未孕，遂来就诊。经治疗半年，崩漏已愈，并怀孕。

［病案］赵某，女，32 岁。1980 年 8 月 4 日初诊。

自述来诊前，末次月经出血时间是 1980 年 7 月 14 日，历经 6 天，血净两天后又出血，血量时多时少，色深，时有血块，淋沥不尽，至7月31日方止。今日来诊，又有少量血性分泌物，素有腰腹疼痛，头晕心悸，睡眠多梦，乏力气短，纳差厌油，大便溏薄。舌淡苔薄白，脉沉细。

辨证：中气不足，脾不统血，肾虚不固。

治法：补气摄血，养血益阴，补肾固精。

方药：党参10g，生黄芪20g，补骨脂10g，川断15g，桑寄生20g，菟丝子20g，艾叶10g，生地黄、熟地黄各10g，阿胶（烊冲）10g，白芍10g，柴胡10g，黑芥穗10g，黑升麻5g。10剂。

嘱前3剂隔日服1剂，后7剂每日服1剂，药后观察基础体温（BBT）、出血量及腹痛情况。

2诊：1980年8月25日复诊。上方连续服20剂后，病情好转，8月24日血净。舌、脉同前，治用乌鸡白凤丸30丸、三七补血丸30丸，每次各服1丸，每日服2次，以养血止血。

3诊：1980年9月8日复诊。9月6日月经又至，量较前减少，色深，少有血块，经期仍有腰酸腹痛，余症减轻，舌、脉同前。宗初诊方汤剂加川楝子6g，延胡索粉（冲）3g。7剂。

此后，患者又多次来诊，一般每在行经期宗上方用汤剂加减化裁，以补气摄血，益肾调经。平时则用丸药调理，曾交替服用乌鸡白凤丸、三七补血丸、六味地黄丸、八宝治红丹等中成药。经治疗3个月后，自11月份月经周期已经恢复正常，每次行经3~6天，BBT呈双象，自觉症状明显好转。

4诊：1981年3月23日复诊。末次月经2月16日，本月月经已错后9天未至，小腹稍有隐痛，腰部不适，有少量白带，舌淡红苔薄白，脉弦滑，BBT在36～37℃之间。考虑有受孕之征象，故停药观察1周，嘱1周后再来诊。

5诊：1981年3月30日复诊，自述月经仍未至，从23日始，带下稍有粉红色或褐色分泌物，今日带下色黄，腰部略有酸疼，喜暖喜按，饮食乏味，睡觉尚好，小便如常，大便溏薄，舌淡红，苔薄白，脉弦滑，BBT仍保持在36.9～37℃。患者3月26日曾在医院做妊反试验呈弱阳性，即日查妊反试验阳性。用益气养血、保胎安胎药物以护其胎元。

方药：白术10g，山药10g，白扁豆10g，甘草6g，桑寄生20g，菟丝子15g，白芍10g，黄芩10g，苏叶3g，砂仁3g。7剂。

6诊：1981年4月6日复诊，现已妊娠50天，4月2日曾从阴道掉出一枣样大小血块（因不方便，未送医院检查），近日带下仍有褐色分泌物，外阴瘙痒，大便已成形，余症同前，舌脉同前，仍宗上方7剂，同时注射黄体酮20mg，每日1次，以保胎元并用苦参30g，川椒10g，萹蓄20g，荆芥15g。3剂，煎水外洗，以止其外阴瘙痒。同时化验血HCG（绒毛膜促性腺激素）。

1981年4月13日，其家属代述，药后情况良好，化验结果回报HCG＞14000mg/mL。4月20日复诊，在理疗科查胎动超声：胎心180次/分，BBT仍保持在36.9～37℃。

按： 此患者患崩漏已达14年之久，初起因过劳受寒而发。劳则耗气，寒则伤阳，所以推究病因，乃因阳气不足，中焦虚寒，脾不统血而致。脾主中气而统摄血行，中气不足，统血无权，故崩中漏下，迁延不愈。因其阳虚寒凝，血液瘀滞，故下血色深而有瘀块。失血过多，则导致气随血耗，渐成气血两虚之证。气血两虚，清窍失养，故头晕。心血不足，心失所养，则悸动不宁。肝藏血而藏魂，血虚则肝不藏魂，因而睡眠多梦。气虚功能低下，故乏力气短。脾虚运化失权，乃致纳差厌油，大便溏薄。阳气不足，经脉失其温煦，故腰酸疼痛。舌淡是气血两虚之兆，脉沉是阳气不足，无力鼓动气血之征，脉细主血少阴伤。冲为血海，任主胞胎，长期失血，血海空虚，冲任受损，不能固护胎元，因而结婚后一年半尚未受孕。欲使其受孕，必先调经，待其月经调谐，血海充盈，方能孕育怀妊。综观本证，病本在于阳气不足，脾不统血，其余症状皆因失血伤气而致。故治应求其本，而投以补气摄血之品。正如傅青主所说："凡气虚而崩漏者……其最妙者，不去止血，而止血之味含于补气之中也。"方中以党参、黄芪为君，补益中气，充养后天而摄血止红。用补骨脂、川断、桑寄生、菟丝子平补肝肾，固其先天以调理冲任。艾叶温经，暖宫散寒。生地黄、熟地黄、阿胶、白芍相配以养血益阴。黑芥穗、黑升麻既有固涩止血之功，配伍柴胡又能升提中气而摄血。诸药配伍，旨在补气摄血、固崩止漏，又兼有补血养血、平补肝肾、调理冲任、温经散寒之效。是补中益气汤、胶艾四物汤加减化裁之剂。连服数剂，则中气渐复。正如傅青主所说："固气而兼补血，已去之血可以速生，将脱之血可以尽摄。"故崩漏之势渐缓而诸症有减。

按照中医学理论来讲，气与血的关系至为密切，气属阳，血属阴，气为血帅，血为气母。气虚统摄无权，可导致崩漏下血。而失血日久，阴血大亏，亦可导致血不生气，则阳气更难恢复。阳损及阴，阴损及阳，二者互为因果，渐致成为恶性循环，故其病程迁延14年之久。气血久虚，难求速效，必须缓缓图之。在治疗过程中，把每月分成两个阶段，一个阶段是出血期，一个阶段是缓解期。在出血期因气不摄血而致崩中漏下，出血不止，故采用益气摄血法为主。重用党参、黄芪，并辅以黑芥穗、黑升麻、柴胡补脾气，升清阳以摄血止血，同时配伍养血益阴、平补肝肾之品以固冲任，调血脉。在缓解期，因其崩漏已止，此时主要问题是因失血过多而致阴血不足。阴血不复，则阳气亦无以化生，故投用乌鸡白凤丸、六味地黄丸等丸药补其阴血，以求血复而气生。在两个不同阶段，针对其证候特点，从气血两方面入手，调和气血，燮理阴阳，促使其自身功能恢复，则病情必然渐轻而终致痊愈。气血恢复，正气充盈，冲任满盈则受孕怀妊亦在所必然。

在其受孕以后，则投以益气养血、保胎安胎药物以护其胎元，谨慎调治，求其足月顺产。

通过本例患者的治疗过程，可以看到，治疗崩漏一证和治疗其他疾病一样，必须遵循辨证论治、治病求本的原则。见到崩漏下血，应首先分析造成崩漏的原因，针对其本，投以相应药物，才能获得满意效果。不能一见出血，即滥投固涩止血之品。若一味追求止血，则易涩滞留瘀，阻塞血络，不仅血不能止，反致新出之血与瘀血同下，来势更急，病情转甚，是犯"鲧堙洪水"之过。另外，此患者病程已历 14 年之久，冰冻三尺，非一日之寒，治疗亦不能急于求成，必须缓缓图之，调补气血，以求其正气来复。若三五剂药不见显效则更药改方，势必造成用药杂乱，甚至前后用药互相矛盾，互相抵制，反而消耗正气，则病无愈期。

五、经行转筋验案分析

妇女月经病为临床常见疾患，然经期两腿转筋、疼痛却属少见。患者王某，患此证 10 余年，每发作则两腿活动受限，行走不利，较为痛苦，经用一贯煎加味治疗 3 个月而获痊愈，现将此验案分析如下。

［病案］患者王某，女，32 岁，1987 年 7 月 6 日初诊。

患者自述月经期前后及行经期间两腿转筋、疼痛、沉重并伴腰膝冷凉，腰及少腹疼痛，经期困倦乏力，纳差无味，手足心热，口渴欲冷饮，心烦易怒，病已 10 余年之久。月经按月而至，末次行经在 1 个月前，经期 6 天，量多、色深、有血块，舌淡苔白，脉迟而细滑。

辨证：肝肾阴虚。

治法：补益肝肾。

方药：一贯煎加味。当归 10g，枸杞子 10g，生地黄 12g，沙参 10g，麦冬 10g，川楝子 10g，白芍 15g，木瓜 15g，阿胶（烊冲）10g，川芎 10g，桑枝 30g，柴胡 3g，生山楂 30g，生甘草 6g。3 剂，水煎服。

2 诊：自述服药 2 日后月经来潮，药后上述诸症有减，仅腰膝冷较显，舌淡暗，脉迟滑。宗上方加党参 15g，黄芩 10g，6 剂。

3诊：服药6剂后及时来诊，自述行经5天，经量及色均正常，两腿转筋仅在经前有发作，经期及经后均未再发作。唯仍觉困倦乏力，手足心热，舌、脉同前。宗上方去桑枝加川断10g，桑寄生30g，黄芪15g，芦根、茅根各30g。嘱隔日服1剂，服10剂后来诊。

4诊：服药期间月经按期而至，经期5天，此次两腿转筋仅在月经后发作，同时伴腰部痠痛，余无异常，舌淡苔白，脉滑。宗上方去黄芩，改生甘草为炙甘草。嘱仍隔日服1剂，1个月后再来诊。

此后两个月中，又复诊两次，在此期间行经两次，均按期而至，经期均为5天，经量及色正常。经前后及经期两腿转筋均未发作，余无不适。

按：患者经期所见诸症，有寒有热，错综复杂。但月经期前后及行经期间两腿转筋、疼痛、沉重是主症，其病因病机为肝肾阴虚。中医学认为，肝主筋，人身之筋膜要赖肝血濡养，方能保持柔韧、坚劲。肝主藏血，肾主藏精，肝肾同源，精血互生。肝血肾精不足，可致筋膜失养，筋脉拘急抽掣、疼痛之症。月经期经血外行，肝血外耗，筋膜失养，故每于此时两腿转筋之症发作。肝血肾精两亏，可导致相火妄动，虚火内炎，而见手足心热、口渴欲冷饮、心烦易怒等症状。由于精血不足，经络失养，则血脉不畅，气血不能达于腰膝，故腰膝冷凉。气血不能布达充养于腰及少腹，则可引起腰腹疼痛。经期气血外泄，正气不足，故见困倦乏力，纳差无味。舌淡是血脉不畅，气血不能上荣之兆。脉迟乃气血不畅，鼓动无力之征，脉细则主精血不足。其证属肝肾阴虚，故治以补益肝肾之法，方用一贯煎加味而获效。

一贯煎是清代医学家魏之琇《柳州医话》中的方剂。由当归、枸杞子、生地黄、沙参、麦冬、川楝子六味药组成。其有补益肝肾、疏理肝气之功，主治肝肾阴虚，气滞不运所致的各种疾病。在方中加上其他几味药物，则使补益肝肾，疏利气机，通畅血脉之力更强。其中当归、阿胶、枸杞子、白芍、生地黄、沙参、麦冬七味药滋阴养血，补益肝肾，为方中主要药物。白芍、木瓜、生山楂三药味酸，配甘草则"酸甘化阴"，有生津化液、濡润筋膜、舒筋通脉、缓解拘挛之功，主要用以解除月经期两腿转筋之主症，因此，这三味药用量均较大。生山楂亦有消食开胃作用，可兼治纳差无味。因患者有手足心热、渴欲冷饮、心烦易怒等虚热之象，故在上述诸药滋阴清热的基础上又用生甘草，取其清热泻火之功。柴胡、川楝子疏肝理气，川芎活血，三药相配，行气活血，通调血脉。桑枝性平和，善通四肢，有引经作用，与柴胡、川楝子、川芎相配伍，通调血脉，畅达气血。本方诸药相配，养肝体而疏肝气，补中有通。

患者服药后效果明显，2诊时诸症有减，唯腰膝冷较突出。此乃血脉不畅，气血不布，阳气不能温煦之故。因此，在原方中加入党参，益气而增强温煦之功。然患者有寒热错杂，益气又恐助热，故在方中又加入黄芩以清内热。黄芩与柴胡相配伍，黄芩内清而柴胡外透，祛其内郁之热。柴胡、黄芩、党参三味药，又是《伤寒论》中小柴胡汤的主要组成，三药相配伍，疏利肝胆，调畅气机，扶正祛邪，具有调理枢机之效。这样化裁，即成为一贯煎和小柴胡汤之合方。以一贯煎滋其肝体，而小柴胡汤调其肝用。所以2诊后，行经期间诸症已除，唯手足心热、困倦乏力尚存。为此，于原方中加入芦根、茅根，以滋阴清热，导热从小便而出。加黄芪配党参以益其气。去桑枝，又加川断、桑寄生以补肝肾，强腰膝，调经血。患者后几次来诊，均以原方为基础，视其证情，稍事加减进行治疗而获痊愈。

　　中医治疗肝肾阴虚之方较多，如六味地黄丸、左归饮等均为临床常用。而对此患者选用一贯煎为主方进行治疗，收效良好。究其原因，一贯煎由当归、枸杞子、生地黄、沙参、麦冬、川楝子六味药组成，其中以当归、枸杞子、生地黄、沙参、麦冬滋阴补血药补益肝肾之阴，又用川楝子以疏达肝气，调畅气机。六药配伍，养肝体而疏肝气，补中有通，用于肝肾阴虚，精血不足而又兼气滞不运，血脉不畅之证，确实较六味地黄丸一类方剂为好。一贯煎原方常用于肝肾阴虚，气滞不运而导致的胁痛、吞酸、疝痛等各种疾病，而用于治疗月经期两腿转筋亦能获效，是因为其病机同为肝肾阴虚，气滞不运，故异病同治也。

六、保阴煎在妇科疾病中的运用

保阴煎一方出自明代张景岳的《景岳全书·妇人规》，由生地黄、熟地黄、黄芩、黄柏、白芍、山药、续断、甘草组成。张氏提出"阳非有余，阴常不足"的理论，强调阴阳相互化生的规律。在妇科方面，他非常重视对冲任、脾肾、阴血的调治。保阴煎即是一个清热凉血、养阴固冲的良好方剂。作者用保阴煎治疗妇科病中的崩漏、胎漏、胎动不安、产后恶露不绝、月经过多等病的血热证均收到满意效果，现择例介绍如下。

（一）崩漏

崩漏之血热证型者，临床见经血非时而至，阴道突然下血，量多势急或量少淋沥，血色鲜红或深红、质稍稠，心烦潮热，五心烦热，心悸，少寐，舌红少苔，脉细数。

究其病变机理，多由素体阴虚或久病失血以致伤阴，阴虚水亏，心肝失养，虚火内扰，血海不宁，冲任不固，以致经血非时而妄行。虚热灼阴，则血色鲜红而质稍稠，虚热外散，则两颧潮红，五心烦热。阴虚血少，虚热上扰心胸，则心悸，少寐。舌红少苔，脉细数，均为阴虚内热之征。

［病案］郑某，女，22岁，工人，未婚，1979年2月18日初诊。

医案医话篇

患者从 1978 年 7 月开始，月经频来，每月行经三四次，量或多或少，淋沥不止，色红、质稠，伴头晕，烦急，胸闷，失眠多梦，手足心热，口干，尿黄，便干，舌红苔薄，脉细滑数。近3 个月测基础体温均为单向型。

诊为：崩漏。

证属：阴虚内热，冲任失守。

治法：养阴清热，止血固冲。

方药：保阴煎加减：生地黄 12g，熟地黄、黄芩、黄柏各10g，白芍 15g，山药 20g，续断 15g，甘草 6g，北沙参、五味子、柏子仁、阿胶各（烊化）10g。5 剂，水煎服

2 诊：2 月 24 日复诊，服药 5 剂后，流血已止，余症减轻。于上方去阿胶、甘草配丸药再服 1 个月以巩固疗效。随访半年，月经一直正常。

（二）胎漏、胎动不安

胎漏、胎动不安之血热证型者，症见孕后阴道少量出血，色鲜红、质稍稠，心烦，口渴，手足心热，尿黄，便结，舌红苔黄而干，脉滑数。

病机为孕后阴血下聚养胎，阳气相对偏旺，或过食辛辣，或感受热邪，或七情郁结化热，热伤营阴，致阴血不足，阴虚内热，热扰冲任，以致阴道少量出血。血为热灼，故色鲜红而质稍稠。热伤营阴，津液不能上承，则心烦，口渴；虚热循经外发，则手足心热。热伤津液，则尿黄，便干。舌红苔黄而干，脉滑数，均为阴虚内热之象。

［病案］刘某，女，26 岁，职员，已婚，1985 年 6 月 2 日初诊。

患者结婚1年半，既往月经规则，现停经69天，尿妊娠试验阳性。两周前出现恶心呕吐，寐少，纳差，口渴便干，手足心热。近日工作较劳累，出现头晕，腰酸，昨夜腹部隐痛下坠，阴道少量渗血，舌淡边尖红，苔薄黄，脉细滑数。

诊断：胎漏，胎动不安。

辨证：肾阴不足兼肝经虚热。

治法：清热养阴，固肾安胎。

方药：保阴煎加减。生地黄、熟地黄各12g，黄芩10g，黄柏5g，白芍20g，山药15g，续断12g，甘草6g，旱莲草12g，沙参、竹茹、苎麻根各10g，桑寄生15g。3剂，水煎服。

2诊：6月6日复诊，服药3剂后，阴道出血已止，腹痛缓解，呕恶已平，续服原方3剂，诸症减轻。原方去黄芩、黄柏，加龙眼肉10g，再服6剂，诸症痊愈。足月顺产1男婴。

（三）月经过多

月经过多之血热证型者，症见经来量多、色鲜红或深红、质稠，或有小血块，心烦，口渴，尿黄，便结，舌红苔黄，脉滑数。

究其病变机制，血为热灼，则血色鲜红或深红、质稠。热壅气滞，则有小血块。热灼津伤，则口渴，尿黄，便结。热扰心胸，则心烦。舌红苔黄，脉滑数均为热盛阴伤之象。

［病案］梁某，女，18岁，学生，未婚，1988年6月17日初诊。

患者月经过多已1年。13岁月经初潮，既往月经正常，因盛夏剧烈运动后经血骤多，经口服止血药、注射药后半月血止。自此月经量多，血色深红，偶有小血块，头晕目眩，口苦，咽干，渴喜冷饮，心烦气急，大便干燥，腰酸，腹坠，舌尖红苔薄黄，脉细滑略数。

诊断：月经过多。

辨证：热迫血行，肝肾阴亏，冲任不固。

治法：滋阴清热，凉血固冲。

方药：保阴煎加减。生地黄、熟地黄各12g，白芍15g，黄芩10g，白茅根30g，黄柏10g，生龙骨、生牡蛎（先煎）各20g，女贞子、旱莲草各15g，续断10g，侧柏炭6g，山药、阿胶珠各10g。3剂，水煎服。

2诊：6月20日复诊，3剂后血止，诸症亦均减，原方去侧柏炭、生龙骨、生牡蛎，加石斛、五味子各10g，再服7剂。服药后第2次行经5天来诊，诉前两天量偏多，后3天量减少。宗上方，嘱每当月经前服7剂。连服3个周期，月经按时来潮，色、量正常而停药。

保阴煎方中生地黄养血生津，凉血清热。熟地黄养血滋阴，补精益髓，为补血要药。黄芩清热燥湿，泻火解毒，清热止血安胎。黄柏清热燥湿，泻火解毒，退虚热，制相火。白芍养血敛阴，柔肝止痛，平抑肝阳，能养血调经，缓急止痛，为妇科常用药。山药补气养阴而止渴。续断补肝肾，行血脉，续筋骨，固肾安胎，补而不滞，配伍生地黄等可治崩漏经多、胎漏下血、胎动欲坠（治崩漏下血宜炒用）。甘草能补脾益气，润肺止咳，缓急止痛，缓解药性。方中生地黄、熟地黄与白芍养血敛阴，黄芩、黄柏清热泻火，白芍、山药、续断固肾止血安胎，甘草调和诸药。因其既有滋阴养血之功，又有清热凉血之效，故可治疗崩漏、胎漏、胎动不安、产后恶露不绝、月经过多诸病之属阴虚血热者。上述病例的共同特点是，或因外感热邪，或过食辛温香燥，或七情郁结蕴热，导致热扰血海，冲任不固而下血，余症由生。保阴煎清热凉血而泻其有余之火；养阴血，补脾肾，固冲任而补其不足之阴。只要辨证准确，此方治疗多种妇科疾病均可获效，充分体现了中医"异病同治"理论的特色。

七、两地汤异病同治举隅

两地汤源于《傅青主女科》，其方由生地黄、玄参、白芍、麦冬、阿胶、地骨皮组成。傅氏用两地汤治疗血热经早（月经先期），书中云："先期而来少者，火热而水不足也……治之法不必泄火，只专补水……方用两地汤。"笔者以两地汤治疗月经先期、经期延长、经间期出血、经行发热及绝经前后诸症属阴虚内热者，每获良效。经多年临床验证，此方可作为妇科疾患中异病同治的代表。兹将作者临床心得及治验病例报道如下。

（一）月经先期

月经先期，是指月经周期提前 7 天以上，甚或 1 个月两潮，连续 2 个周期以上者。月经先期一般多由气虚或血热引起，血热又有实热与虚热之分。其中阴虚内热证型者，为素体阴虚或久病阴亏，或因大病失血伤阴，水亏火旺，虚热内扰，使血海不宁所致。

［病案］张某，女，26 岁，工人，已婚，1979 年 10 月 20 日初诊。

近 4 个月来，月经每月提前 9 ～ 15 天，经血鲜红、量少，经行手足心热，两颧潮红，入睡后时有噩梦，亦常汗出，二便如常，舌红苔干，脉弦细数。

诊断：肝肾不足，阴虚内热。

治法：养阴清热调经。

方药：两地汤加减。生地黄 20g，玄参 10g，麦冬 10g，白芍 10g，阿胶（烊化）10g，地骨皮 10g，远志 10g，酸枣仁 6g，生龙骨 15g，生牡蛎 15g。5 剂，水煎服。

嘱其每次月经前 1 周服药，3 个周期后来告，月经已恢复正常。

（二）经期延长

经期延长，是指月经周期正常，经行天数延长至 7 天以上，甚或半月之久者。经期延长之病因有气虚、血瘀与阴虚内热之分。其中之阴虚内热证型者，多由素体阴亏或产多乳众，而致精血损耗，阴亏血热，热扰冲任，血海不宁，则经期延长。

［病案］吴某，女，32 岁，教师，已婚 1983 年 4 月 9 日初诊。

经期延长已半年，每次行经持续 10 余天，淋沥不净，量少、色红，面色潮红，夜寐不安，口唇干裂，纳食尚可，大便偏干，舌尖红苔薄而干，脉细滑数。

诊断：阴虚内热，经期延长。

治法：滋阴清热，凉血固冲。

方药：两地汤加减。生地黄 20g，玄参 10g，麦冬 10g，白芍 10g，阿胶（烊化冲）15g，女贞子 15g，旱莲草 10g，柏子仁 10g，龟甲 15g。5 剂，水煎服。

嘱于下次月经前 1 周服药。2 个月经周期后来告，月经已正常。再服六味地黄丸 20 丸，每日早晚各 1 丸，以巩固疗效。

（三）经间期出血

经间期出血，是指在两次月经之间，有极少量的阴道出血，一般持续 1 天或数天，常在白带增多后出现。究其病因，或为肾阴亏虚，或为湿热下注，或为瘀血阻胞。其中之肾阴虚证型者，为先天肾阴不足，或房劳多产耗伤肾阴，而致肾阴不足，精血亏损所致。

［病案］黄某，女，29 岁，职员，未婚，1985 年 8 月 26 日初诊。

两年来每于月经过后 10 天左右，阴道即见少量出血，持续 4 天左右，量少、色红，伴带下量多，腰酸乏力，纳食尚可，少寐多梦，二便如常，舌红少苔，脉细滑略数。

诊断：肾阴不足，虚热内扰。

治法：滋阴清热止血。

方药：两地汤加减。生地黄 15g，玄参 15g，麦冬 12g，白芍 15g，阿胶（烊化）10g，女贞子 10g，旱莲草 15g，栀子 10g，地榆 12g，炒槐花 10g。7 剂，水煎服。

每月发病时服药 7 剂，连服 2 个月，经间期出血停止。效后以原方配丸剂，每于月经后服药 1 周，调理 4 个月，未再见经间期出血，月经亦正常。

（四）经行发热

经行发热，是指正值经期或经行前后出现以发热为主症的妇科病变。其致病原因较多，有血分实热者，有阴虚内热者，有气血两虚者，有瘀血化热者。其中之阴虚内热证型者，为素体阴血不足，或房劳多产，或久病耗血伤阴，经行之际阴血下注，营阴更虚，而致阴不制阳，虚热内生。

［病案］肖某，女，35岁，干部，已婚，1992年9月14日初诊。

1年来每次经期提前10天左右，月经色红、量少，经行则发热（体温37.2～37.5℃），夜重昼轻，夜寐不安，五心烦热，鼻干口渴，时有口舌生疮，纳呆食少，舌边尖红，苔薄黄而干，脉细数。

诊断：肝肾不足，阴虚内热。

治法：养阴清热。

方药：两地汤加减。生地黄15g，地骨皮10g，白芍10g，玄参20g，麦冬10g，阿胶（烊化）10g，白薇9g，龟甲25g，炒栀子10g，白扁豆10g，生甘草6g。7剂，水煎服。

嘱其每于月经前1周服药。连服3个月而获效，经期不再发热，且月经期、量、色、质均正常。

（五）绝经前后诸症

绝经前后诸症，是指部分妇女在绝经前后出现烘热，汗出，潮热，面红，心悸，失眠，烦躁易怒，眩晕，耳鸣，精神萎靡，腰膝酸冷，面浮肢肿，月经紊乱等临床表现者。绝经前后诸症有肾阴虚与肾阳虚之分。其中，肾阴虚证型者，常见眩晕，耳鸣，烘热，汗出，潮热，面红，五心烦热，腰膝酸软，皮肤干燥，瘙痒，口干，便干，尿黄，月经先后不定期，量少、色红或绝经，舌红少苔，脉细数。此乃由于妇女进入绝经年龄，肾气渐衰，冲任不足，天癸渐竭，或平素产乳过多或经血过多，或房事不节，耗伤肾精，致肾阴亏虚，则出现肾阴不足、阴虚内热之证。

[病案] 刘某, 女, 49岁, 工人, 已婚, 1988年3月4日初诊。

近8个月来经常头晕胀痛, 耳鸣, 五心烦热, 阵发潮热汗出, 腰膝酸痛, 心悸不宁, 月经提前, 偶有每月行经2次, 劳累后则经期延长, 甚则长达19天。血压23.94～21.28/14.63～13.3kPa, 血红蛋白91g/L, 舌红少苔, 脉弦细数。

辨证: 阴虚肝旺。

治法: 滋肾养阴, 清热平肝。

方药: 两地汤加减。生地黄20g, 玄参15g, 麦冬12g, 白芍15g, 阿胶(烊化)10g, 地骨皮15g, 女贞子15g, 旱莲草20g, 炙首乌15g, 龟甲25g, 天麻10g, 钩藤15g, 石决明20g, 怀牛膝10g。7剂, 水煎服。

服上方7剂后诸症减轻, 效不更方, 服药1个月。血压15.96～14.63/11.97kPa, 血红蛋白110g/L。上方配成丸药继服1个月, 以巩固疗效。

上述诸多妇科疾病, 虽病名各异, 但因其均属阴虚内热之证, 故皆选两地汤治疗。方中生地黄养血生津, 凉血清热, 为君药。地骨皮退虚热, 善治阴虚内热之潮热盗汗, 为方中臣药。因君药、臣药之名称中均有"地"字, 故方名"两地汤"。玄参有清热养阴解毒之功, 与生地黄配伍, 可养阴清热凉血。白芍养血调经, 敛阴柔肝, 平抑肝阳。麦冬有润肺养阴, 益胃生津, 清心除烦之功。与生地黄配伍, 可养阴生津, 清热除烦; 与生地黄、玄参配伍, 名为增液汤, 可治阴虚肠燥, 大便秘结。阿胶补血止血, 滋阴润肺, 与生地黄等药配伍, 可治疗血虚眩晕心悸、阴虚心烦失眠等症。方中诸药配伍, 共奏养阴清热之功, 壮水以制火, 补阴以配阳, 为治疗阴虚内热妇科诸病之良方。

八、史济招教授治疗多年脂肪泻验案分析

[病案]李某，男，47岁，1964年4月27日初诊。

患者腹泻11年，每日大便2～6次不等，色浅（如陶土），奇臭，糊状或粗糙，松散不成形，或有白色泡沫，多在早餐前及晚餐后排便，便前有轻微腹痛，厌食油腻，进食油腻后腹泻加重。全身乏力，发病以来逐渐消瘦，体重由57.5kg降至45.5kg。来诊前曾在国内和苏联的数家医院就诊，虽经多方检查，终未做出明确诊断，一般作为"肠炎"治疗。曾用过胃蛋白酶、胰蛋白酶、稀盐酸无效，服黄连素、合霉素、呋喃西林等有一定的暂时效果，但腹泻始终未愈。在我院辅助检查大便镜检多次无异常，苏丹染色未见脂肪滴，大便培养多次无致病菌，血象：白细胞3700～5400/mm³，肝功（S—GPT、二絮）正常。胃液分析：空腹无游离盐酸，进食后2小时胃酸为22.4临床单位，全消化道钡餐造影未见异常。望其形体消瘦，皮肤粗糙，舌淡苔薄腻，切其脉滑。

辨证：脾虚夹湿热。

治法：健脾利湿清热。

方药：白术15g，陈皮10g，清半夏6g，薏苡仁30g，黄芩6g，黄连6g，车前草15g，茵陈30g。7剂，水煎服。

2诊时考虑患者可能有胆道疾患，故做十二指肠引流检查。

医案医话篇

3 诊时患者自述引流术后次日腹泻症状突然消失，大便转为正常，故未服中药。连续 5 天后，因食欲转佳，思油腻饮食，曾在一次饱餐后又出现腹泻，大便色浅。再次做十二指肠引流检查，引流液"乙'及"丙"部（胆汁）中均见大量成堆脓细胞，培养有大肠杆菌。根据患者厌油、大便色浅，第一次十二指肠引流术后大便突然好转，引流液胆汁中见大量脓细胞，确诊为慢性胆道感染引起的脂肪泻。因引流术后脂肪泻一度消失而得到启发，考虑在原辨证的基础上重用有利胆作用的中药治疗。

方药：平胃散合茵陈蒿汤加减。苍术 10g，厚朴 10g，茯苓 10g，陈皮 6g，清半夏 6g，茵陈 30g，栀子 10g，大黄 10g，甘草 6g。10 剂，水煎服。

此方共服 10 剂，大便完全恢复正常，食欲增进，不再厌食油腻。后单用茵陈 30g，栀子 10g，大黄 10g，金钱草 30g。清热利胆以收功。治疗期间又进行十二指肠引流复查，引流液"乙"部（胆汁）中脓细胞完全消失，"丙"部仅少量脓细胞。至 6 月底因病愈而停药。

1966 年 4 月随访，患者谓停药后腹泻未再复发，体重逐渐增加，体力完全恢复，查其面色光润，语言洪亮，对治疗效果十分满意。

[讨论]

1. 病因及诊断

发生脂肪泻的原因较多，但总体来说不外两大方面，一是小肠的脂肪消化功能障碍；一是小肠吸收功能障碍。小肠的脂肪消化功能障碍，常见于两种情况：一是进入小肠的胆汁减少或缺乏，如胆道炎症、结石、肿瘤（特别是胆管性癌、胰头癌）等。一是进入肠道的脂肪酶减少，如慢性胰腺炎、胰管结石等。小肠吸收功能障碍，常见于3种情况，一是原发性吸收不良综合征；一是肠淋巴液引流受阻（肠结核、克隆小肠炎、淋巴腺肿瘤）；一是肠蠕动功能性排空时间快，脂肪食物不能充分吸收。

此例患者大便奇臭、色浅（如陶土），或不成形，伴有泡沫（脂肪酸与小肠游离钙结合成肥皂所致），苏丹染色不见脂肪滴（中性脂肪），在十二指肠引流液胆汁中见大量脓细胞。这些临床特点提示该患者为慢性胆道感染，以致胆汁引流不畅，进入小肠的胆汁减少而引起脂肪泻，从而使这位腹泻长达11年之久未能早期确诊的患者，得到明确的西医诊断。

按照中医理论分析，患者舌淡苔薄腻，脉滑，大便稀溏，厌食油腻，形体消瘦，全身乏力，病情经久不愈，证属脾虚湿盛，因湿郁热，湿热蕴结，土壅木郁。脾气不足，不能运化水湿，水湿下注，故见大便稀溏。脾胃不能运化水谷精微以充养人体肌肉、四肢，则见形体消瘦，全身无力。舌淡苔薄腻，脉滑亦属脾虚湿盛之征。湿郁化热，热蕴湿中，故大便溏而奇臭。湿阻气机，肝胆气滞，故便前有轻微腹痛，得泻则痛止。脾愈虚则湿愈盛，湿愈盛则愈困脾，湿阻气滞而热生，气愈滞而湿愈停。如此往复，形成恶性循环，故病势缠绵，竟至迁延11载而不愈。

2. 治疗

此患者经史教授接诊后，按西医诊断确诊为慢性胆道感染引起的脂肪泻；按中医理论辨证为脾虚夹湿热。在治疗上，史教授既重视中医辨证论治，又善于参考、借鉴西医诊断，采用平胃散合茵陈蒿汤加减。方中茯苓健脾利湿，苍术、厚朴、陈皮、半夏四药辛开苦降，燥湿行气。茵陈、栀子、大黄清利热湿，疏利肝胆。炙甘草调和诸药。正因为方中诸药相互配伍共奏健脾祛湿清热、疏通肝胆气机之功，故能扶土抑木，收到满意治疗效果。

九、史济招教授治疗多囊卵巢合并肝炎一例

[病案] 袁某，女，38岁，干部，1970年2月13日初诊。

患者自1964年开始闭经，常服中药或用西医人工周期治疗，月经仍不按时来潮。1965年5月23日妇科体检发现右侧卵巢有多发性囊肿，初步诊断为：多囊卵巢。从1966年起逐渐变胖，且体毛、阴毛增多而长，出现胡须，面部及背部易长痤疮，并伴有乏力等症状。测基础体温示不排卵，尿24小时17羟为9.8mg，简化糖耐量试验第1小时为139mg，第2小时为142mg，尿常规（－），血压120/80mmHg。内分泌科会诊认为可以除外肾上腺皮质增生或肿瘤。妇科曾用雌激素治疗，1969年12月8日月经来潮，但其他症状未见明显改善。1970年1月22日经内、妇科会诊，进一步诊断为：多囊卵巢合并肾上腺皮质功能增生，建议行卵巢楔形切除治疗。

患者由于对手术治疗有顾虑，于1970年2月13日转来我院中医科就诊，要求服中药。诊得：闭经，形体肥胖，体毛多而长，长胡须，乏力气短，自汗心悸，腹胀便溏，下肢浮肿，急躁易怒，肝区作痛，长期不能坚持日常工作。体检：肝肋缘下2cm有压痛，阴毛多，阴蒂粗大，皮肤粗糙，面部有痤疮。舌质淡暗、体胖，苔薄白，脉细滑。肝功能化验：谷丙转氨酶384单位（正常在100单位以下），"麝浊"及"麝絮"正常。

西医诊断：多囊卵巢合并迁延性肝炎。

中医辨证：肝脾不和，气血两虚；气机阻滞，瘀血内停。

治法：虚实夹杂，治当先补后攻。先以汤剂调和肝脾，补益气血。

方药：甘麦大枣汤合逍遥散。炙甘草 10g，浮小麦 30g，大枣 6 枚，当归 15g，白芍 20g，柴胡 15g，茯苓 30g，白术 20g，生姜 10g，薄荷 6g。30 剂。

2 诊：3 月 17 日复诊，服药 30 剂后，于 3 月 16 日月经来潮，继用前法调治，连服 32 剂，证情有所好转。

3 诊：4 月 18 日复诊，治以理气行滞、活血化瘀为主，方用卵巢囊肿经验方加味。

方药：柴胡 90g，三棱 36g，莪术 36g，当归尾 90g，丹参 90g，川断 60g，五灵脂 60g，乳香 36g，没药 36g，桃仁 36g，红花 36g，赤芍 60g，鳖甲 72g。诸药共研细末，水泛为丸，如梧桐子大，每服 9g，日服 2 次。

在用上方治疗过程中，根据病情变化，适当配合其他汤剂综合调理。若有乏力气短、自汗心悸、腹胀便溏、急躁易怒、肝区作痛等症状时，用甘麦大枣汤合逍遥散等。浮肿重时加用五皮饮。自 3 月 16 日后，月经一直按期来潮，测基础体温示有排卵。经用丸剂 1 个月后，肝功能恢复正常，体毛、阴毛、胡须分布逐渐减少，皮肤较前细腻，其余症状亦大减。经中药治疗半年余，胡须已消退，体毛、阴毛亦恢复正常，月经一直按期来潮。经妇科检查，卵巢囊肿已消失。随访至今已 12 年，已恢复全日工作 10 年之久。

［讨论］

成年女性男性化的原因最常见为肾上腺皮质增生或皮质肿

瘤，亦可由多囊卵巢所致，临床有时不易鉴别，常需手术探查。正常卵巢不但分泌雌激素，亦分泌少量雄激素。雄激素增高，则可出现男性化征，其临床表现就是：长胡须，阴毛多而长且呈男性分布，月经量减少或闭经，阴蒂变粗大，子宫萎缩（童年化），卵巢囊性萎缩，性欲消失，乳腺退化，肌肉及体形如男性，皮肤变粗糙，常伴有痤疮，情绪不高，有自卑感等。本例临床表现不典型男性化 4 年之久，妇科检查发现右侧卵巢肿大，多处有囊性感，确诊为多囊卵巢。治疗过程中，考虑到患者发病以来伴有乏力、气短、心悸、便溏、腹胀、多怒、急躁、肝区疼痛等病状，中医辨证认为其急躁易怒，肝区疼痛，乃肝郁气滞之象。肝旺乘脾，脾失健运，水湿停聚，则腹胀便溏，下肢浮肿，形体逐渐变胖。脾为后天之本，虚则生化不足，以致气血两虚。气不足则乏力气短，卫外不固则自汗。血虚则月经无源而闭止不行，皮肤失养故粗糙无华。气血两虚，心失煦养，故见心悸。气滞则血瘀；气虚不运，血虚而涩，亦可导致血行不畅而成瘀。瘀结不散，迁延日久，渐成血癥。其肝区作痛，面部痤疮，亦皆为气滞血瘀之象。舌质淡而胖，乃气血虚之兆；色暗乃瘀滞之征。气血虚而夹湿夹瘀，故脉象细滑。综观其证，既有气血两虚，亦有气滞血瘀，虚实夹杂，气血逆乱，阴阳失调，故毛、须丛生，女现男象。究其治法，虚则当补，瘀则当攻。不补其虚，则气血无以恢复，瘀滞不得消散；不祛其瘀，则有形实邪不能自除，而气血生化亦受其碍。然补虚与攻邪，亦须有先后之序。正气为本，邪气为标，故先以甘麦大枣汤合逍遥散调和肝脾，补益气血，使其正气得复。再以卵巢囊肿经验方理气行滞，活血化瘀，攻逐实邪，邪去则正自安。

　　由于本病的关键在于气机阻滞，瘀血内停，故治宜理气行

医案医话篇

滞，活血化瘀为主。卵巢囊肿经验方中柴胡苦平，疏肝行气开郁。三棱苦平，为血中气药，有破血行气、消积止痛之功。莪术苦辛温，为气中血药，有行气破血、消积止痛之效。三药相伍，行气效优，使气行则血行，共奏行气活血、消积块、止疼痛之功。当归尾辛苦温，补血和血，活血通瘀。丹参苦微寒，养血活血。川断苦微温，功能补肝肾而又疏通血脉，有补血养血、活血行瘀之效，并能佐制行气活瘀诸药，使之行滞化瘀而不耗伤气血。五灵脂、乳香、没药、桃仁、红花、赤芍六味，皆为活血化瘀之品，使瘀血消除，则积块可散。鳖甲咸平，滋阴养血，软坚散结，消除癥积。本方诸药配伍，共奏理气行滞、活血化瘀之功。由于各药之间刚柔相济，互相制约，又互相促进，故行滞而不耗气，活瘀而不伤血，是属攻邪又不碍补虚之方。所以用丸剂者，以其病非一日而成，治当缓以图之，不可急切求功。"丸者，缓也"，使久瘀而成之血癥，渐消缓散之意也。故长期服用，使瘀滞血癥消散，气血得以化生，在此基础上，再配合调和肝脾，补益气血之剂从而使正气逐渐恢复。

对此例治疗的体会是：临床中对虚实相兼、错综复杂的证候，要按照中医理论进行辨证分析，主要是抓住虚与实的相互关系。在治疗上，则要分清补与攻的先后主次。补虚，是为了扶助正气，要先使正气得以恢复，然后再考虑攻逐邪气。攻邪，也是为了恢复正气，只有消除了体内停聚的实邪，才能使气血得以化生，正气逐渐恢复。总而言之，在辨证论治的过程中，时时要体现正气为本的思想。

十、林黛玉脉案钩玄

脉案，古称"诊籍"，又称"医案"，即今之病历。有的医家径称之为"脉案"，是为了突出脉诊的重要性。它是患者诊疗过程的真实记载，也是具有保留价值的医疗档案资料。在古代，中医对病历的书写要求虽没有现代这样严格的统一规范，但历代医家在临床实践中保存下来的大量医案，也为后人留下了宝贵的资料，值得研究、借鉴。这些医案中，有的引经据典，分析病机；有的详细记载发病经过；有的结合地理、气候、体质分析病症；有的专门记录脉象，以脉象论病机……，异彩纷呈，各有千秋。其中有些医案不仅医理深奥，而且文字优美，颇具文学欣赏价值。

在某些古典文学作品中，也收录了不少医案，《红楼梦》就是其中的代表。书中涉及中医药知识的内容颇多，第八十三回"省宫闱贾元妃染恙，闹闺阃薛宝钗吞声"中王太医为林黛玉诊病的描述，就可以说是一篇以脉象论病机的优秀脉案。该书虽非医学著作，脉案亦属虚拟，但其书中对人物的生活环境的描写，病因、病情及病机分析，却栩栩如生，完全符合中医理论，可以看作是一篇成功的模拟病例。无论从中医学理论角度，还是从文学欣赏角度，都值得深入分析研究，钩其玄而不使湮没。现摘录并分析如下，以就正于同好。

"……那王大夫诊了好一会儿（诊脉），又换那只手也诊了，便同贾琏出来，到外间屋里坐下。说道：'六脉皆弦，因平日郁结所致。'说着，紫鹃也出来，站在里间门口。那王大夫便向紫鹃道：'这病时常应得头晕，减饮食，多梦，每到五更，必醒个几次。即日间听见不干自己的事，也必要动气，且多疑多惧。不知者以为性情乖诞，其实因肝阴亏损，心血衰耗，都是这个病在那里作怪，不知是否？'紫鹃点点头儿，向贾琏道：'说得很是'。王太医道：'既这样，就是了。'说毕，起身同贾琏往外书房去开方子。

小厮们早已预备下一张梅红单贴，王太医吃了茶，因提笔先写道：六脉弦迟，素由积郁。左寸无力，心气已衰。关脉独洪，肝邪偏旺。木气不能疏达，势必上侵脾土，饮食无味；甚至胜所不胜，肺金定受其殃。气不流精，凝而为痰；血随气涌，自然咳吐。理宜疏肝保肺，涵养心脾。虽有补剂，未可骤施，姑拟'黑逍遥'以开其先，复用'归肺''固金'以继其后。不惴固陋，俟高明裁服。

又将七味药与引子写了。

贾琏拿来看时，问道：'血势上冲，柴胡使得么？'王大夫笑道：'二爷但知柴胡是升提之品，为吐衄所忌，岂知用鳖血拌炒，非柴胡不足宣少阳甲胆之气。以鳖血制之，使其不致升提，且能培养肝阴，制遏邪火，所以《黄帝内经》说通因通用，塞因塞用。柴胡用鳖血拌炒，正是假周勃以安刘的法子。'贾琏点头道：'原来是这么着，这就是了。'王大夫又道：'先请服两剂，再加减，或再换方子罢……'"

在这段文字中，将王大夫与贾琏、紫鹃的对话与王大夫所书写的方子结合起来，就是一份完整的脉案。从文中可以看出，王大夫诊病的重点是切脉，以脉象论病机，进而辨其证，处方用药，丝丝入扣，确是名医风度，堪称大手笔。

王大夫首先说道："六脉皆弦，因平日郁结所致。"一语中的，点明了脉象所反映的病因、病机。林黛玉幼失怙恃，依傍外家，虽在外祖母羽翼之下，但身处贾府上下人等重重矛盾、勾心斗角之中，自觉寄人篱下，其心情之苦闷抑郁可想而知。再加封建礼法的束缚，与贾宝玉的爱情受到重重磨难，因而长期处于压抑郁闷的心境状态，年事愈长而抑郁愈深，终致疾病缠身，每况愈下。按中医辨证，其病属郁证，按西医诊断，则有人认为她患的是肺结核病。

关于病机的分析，主要反映在王大夫所书脉案之中，其中运用脉象与五行生克乘侮理论论病辨证，言简而意赅。

"六脉弦迟，素由积郁"，是讲先总按左、右手之寸、关、尺，以求其病因。诊得六部脉应指皆弦而迟。弦为肝脉，主气滞。迟脉一般多以为寒，其实并不尽然，若气滞较甚，血行受阻，运行迟缓，其脉亦可见迟。弦指脉势绷急；迟指脉率缓慢。弦迟并见，其气机不畅，肝失疏泄可知，故断其病因为"素由积郁"。

"左寸无力，心气已衰"，是讲总按之后，再进一步单按左手寸脉。左寸候心，按之无力，是心气不足之象。"关脉独洪，肝邪偏旺"，是讲再单按左手关脉。左关候肝，按之洪大有力，主肝气郁结，邪实有余。根据所得脉象，再以五行生克乘侮理论，分析其病机"木气不能疏达，是必上侵脾土，饮食无味"，是指肝气郁结，失于疏泄，以致横逆乘土，使脾失健运，则纳呆食少。"甚至胜所不胜，肺金定受其殃"，是指肝郁化火，上灼于肺，而呈木火刑金。因按五行生克乘侮规律，金本克木，其为木所不胜，今木反克金，故称为"胜所不胜"，亦即呈反克（相侮）之势。

"气不流精，凝而为痰"，是讲因木旺乘土，脾不健运，而致脾气不能布散水谷精微，使水谷之精反而凝聚停滞而成痰。"血随气涌，自然咳吐"，是讲肝郁化火，气火上逆，木火刑金，灼伤肺络，血不循经，上溢脉外而致咳血、吐血。

根据此段脉案，结合前面王大夫与贾琏、紫鹃对话中所说："肝阴亏损，心气衰耗"，可以将其病因病机及临床表现概括如下图 6。

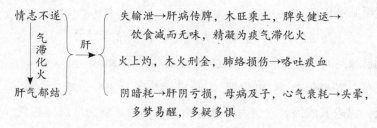

情志不遂 ┐
　　　气
　　　滞　┤肝 →
　　　化
　　　火
肝气郁结 ┘

失输泄→肝病传脾，木旺乘土，脾失健运→饮食减而无味，精凝为痰气滞化火

火上灼，木火刑金，肺络损伤→咯吐痰血

阴暗耗→肝阴亏损，母病及子，心气衰耗→头晕，多梦易醒，多疑多惧

图 6　情志疾病对脏腑的影响

论其治法，王大夫提出"疏肝保肺，涵养心脾"之方案。病由肝郁而起，自当以疏肝解郁为先。肝郁化火灼肺，自当泻肝火以保肺。心脾受损，精微不布，气血不足，本当补益气血，涵养心脾。立法精当，无懈可击。但笔锋一转，又自提出"虽有补剂，未可骤施"，这是由于"肝郁偏旺"之故。其积郁未除，气机阻滞，且肝郁化火，气火内闭，若径投补剂，则非但不能补其气血，反致壅塞邪气，而呈闭门留寇之势，必使气火内窜，咳吐大增，后果堪虞。故其用方"姑拟'黑逍遥'以开其先，复用'归肺、固金'以继其后"，即先从疏肝解郁入手，俟其气机调畅之后，再议补益之剂。

"黑逍遥"，是指黑逍遥散，即逍遥散加生地黄或熟地黄，为疏肝解郁、健脾养血之剂。因病者肝郁化火，肝阴亏损，故方中之地黄当用生者可知。方中七味药为柴胡、当归、白芍、白术、茯苓、炙甘草、生地黄。其引子，乃指生姜、薄荷。

治少女肝旺阴亏，咳吐痰血之证而用柴胡升散之品，其劫肝阴，动郁火之弊确实显而易见。但肝胆气郁又非柴胡而莫能宣，其利与弊势若水火，似难调和。医者用柴胡而以"鳖血拌炒"，则既取其利而又制其弊，使之疏肝而又养阴，一举两得，足见作者对中药炮制学了解之深。咯吐痰血而用行气升提之柴胡，是属"通因通用"；肝郁气滞而用滋养肝阴之鳖血，是属"塞因塞用"，均为反治之法。但柴胡得鳖血之制，则无升提之害，而鳖血得柴胡以和，则无壅滞之虑，故二者相辅相承，是文中精彩之笔，而为作者大书特书，并用西汉初年绛侯周勃除诸吕以安定刘氏王朝之典故以喻之，其意亦在说明柴胡借鳖血之助，则可以展其所长。

服用黑逍遥散后，若肝郁得解，肝气得疏，则进而可议用补剂。文中提出"归肺""固金"两个方剂。"归肺"，疑为"归脾"之误。归脾汤，由白术、茯神、黄芪、龙眼肉、酸枣仁、人参、木香、炙甘草、当归、远志、生姜、大枣组成，乃益气养血、补益心脾之剂。"固金"，当指百合固金汤，其方由生地黄、熟地黄、麦冬、百合、白芍、当归、贝母、生甘草、玄参、桔梗组成，乃养阴润肺、止咳化痰之剂。作者提出用此二方"以继其后"，并未具体指明二者孰先孰后，是暗示当根据用黑逍遥散后病情之变化而定。若郁解火除而继见气血不足为主，则用归脾汤补益气血，以"涵养心脾"；若郁解火除而肝阴未复，肺燥气逆，咯吐痰血之症犹急，则用百合固金汤养阴化痰，以"保肺"。

综观其脉案，言虽简而意实赅，论似平而确深，耐人寻味。作者虽自谦曰："不惴固陋，俟高明裁服。"实则既高且明，颇见功力。

十一、回望中医生命水，洗濯你的饮水观

水是生命之源，药乃救命之器，置药于水中充分浸泡，文武之火交替煨炖煎熬，成就了古老又神秘的中医汤药。想来古人实在智慧，让药乘着生命的根本——"水"去救命，再合适，再天经地义不过了。因而，杏林中的水绝非仅司"炊饮"之职，更有了祛疾保健、养生延年的功效。

翻开药学权威著作《本草纲目》，我们不难发现，李时珍早已把水作为药的一部分放入了"水部"之中。这个和善的老人尽可能用我们能看懂的语言记录了43种水，如露水、潦水（雨后的积水）、梅雨水……这些来自天地大自然的水，在他手中都化为治病救人的良药。还有些十分有趣的用法，比如他用到了屋漏水、磨刀水等入药，实在超乎想象。在《史记·扁鹊传》中有这样的记载：扁鹊的师傅在传授其医术时先让扁鹊吃点药，而这药一定要用上池之水冲服，扁鹊服过药后就有了奇妙的特异功能。何为上池之水？这般神奇！陶弘景曰："此竹篱头水及空树穴中水也。"这虽是个传说，但透过典籍与传说，我们可清晰地看到，在古代中医学中，水占据着举足轻重的地位，引水入药的观念和做法也是由来已久的了。

作为现代人，科学地讲，水就是水，它绝对不能完全替代药，但我们不可否认它可以更好地发挥药效，它密切地影响着人

体的健康。中国有句话，叫作"一方水土养一方人"。一方水的好坏，不仅影响这方人的皮肤，更重要的是，影响这方人的体质与健康，甚至是性格多年前的《吕氏春秋》中有这样的记载："轻水所多秃与瘿人，重水所多尰与躄人，甘水所多好与美人，辛水所多疽与痤人，苦水所多尪与伛人。"意思是说，在缺乏某种矿物质的水边居住的人，多秃头和甲状腺肿大；在矿物质含量过高的水边居住的人，多患有足肿和瘸腿病；在甘甜的水边居住的人，多健康和漂亮；在有辛（辣）味的水边居住的人，皮肤不好，易生疮疖；在苦水边居住的人，多佝偻和驼背。我们看到，许多地方病的发生与水有着直接的原因。这种两千多年前的古人就给予高度关注的现象在今天已经不再神秘难解，我们知道这与水中各种物质成分的含量有关。人们深知个中厉害，因此，即使在房价飙升，一房难求的今天，水质的好坏仍然是人们做出买否决定的重要因素。谁不想成为宜居在"甘水所"的健康美好的人呢？

看来，在中医学观念中，水从来不是单纯的 H_2O，水生来就分三六九等。

什么水才是上等的水呢？就入药来讲，山泉水为最佳，地下井水次之。传说中可延年益寿的山泉菊水已不复可寻，或许某些避世桃源般的乡村还可寻得甘冽清泉。面对商家推荐的各种净水器、饮水机，望着超市货架上琳琅满目的瓶装水，我们在水源上仿佛有了更多的选择。更多的选择就会带来更多的健康和希望吗？我们分明看到了人们眼神中的迷茫与购买中的盲从。

在养生文化被人们寻回并日益重视的今天，喝什么才是适合自己的？怎么喝才更健康？被越来越多的人关注。饮水的保健、养生、延年的价值在现代文明下还能否实现和发挥？恐怕我们还得将视线转向中医，让博大精深的中医学给我们一些指点和启发，学会饮水，树立起正确的饮水观，养成良好的饮水习惯，让每个人都有机会成为幸福的"甘水所"的美好之人。

提起喝水，绝不像很多人所说的那样简单：渴了就喝呗。端起杯子"咕咚咕咚"一饮而尽，既痛快又解渴。其实很多疾病的形成都与不良的生活习惯有关，特别是饮水习惯。树立正确的饮水观，养成良好的饮水习惯对健康十分重要。

随着人们对中医重视程度的增加，越来越多的人开始关注养生。养生是中医学中"治未病"的重要举措。"治未病"包括"未病先防"和"既病防变"两部分。通俗地说，"未病先防"，就是在还没得病的时候提前预防；"既病防变"是说在得了病之后要防止进一步发展。

（一）"未病先防"

1."八杯水论"要辩证地接受

近几年从西方传入的"每天至少喝八杯水"的言论被很多人奉为圭臬，这话有道理，但在中医学观点中要辩证地接受。

人体70%是水，正常人每天需要2500~3000mL的水，所以，要勤喝。不要等到感觉渴了再喝，渴了说明人体有反射性要求了，机体已经缺水，再补充就有点晚了。多久喝一次呢？1小时左右就应该喝一次了。这些都符合"八杯水论"的原理。但每次不要喝得特别多，要像细雨一样津津常润。因为一次喝太多就会伤胃了，胃是受纳器官，胃受伤了，身体强健的根基就毁了。

2.在对的时间喝水是走近健康

清晨空腹一杯水。因为一夜之中最起码有6个小时以上在睡眠中。这期间不再喝水，除非晚饭吃得太咸了。夜间，水分随着呼吸会消耗很多，人的正常运化和代谢都要消耗津液。晚上也要上厕所，也要消耗体液。清晨醒来的躯体就像干涸的庄稼，渴盼你那一杯及时水，你忍心继续让它干涸下去吗？

我们有这样的生活经验，早晨在完全空腹的时候去医院抽血会很干涩，血不好出。那就是人体缺水的一种直观表现：血液黏稠度高了。不及时补水，血液就会黏稠，就像河沟里的水太稠了，流动就不畅，淤泥就会多，就容易堵。有些人甚至会引发血栓、中风等恶性疾病。另外，缺少水分，大小便就会减少，进而影响正常的代谢排毒，体内毒素多了，就容易生病。喝杯水就起到了补充血容量、稀释血液的作用。

因此，清晨空腹一杯水，它的意义远在解渴之上。

3. 在错的时间喝水是一种自我伤害

吃饭的时候不能喝水。吃饭时人体会分泌胃液，胃液是帮助消化食物的，如果边吃饭边喝水就会稀释胃液，影响消化吸收。比如有的小孩儿喜欢一边吃饭一边喝点水，这样容易引起脾胃虚弱，造成消化吸收不好。

如果已经习惯有液体冲一冲，建议可以喝汤。比如南方人饭前先喝汤，再吃饭，是为了补充体内津液，然后来帮助消化吸收食物。汤里含有很多其他营养成分，比如蛋白、维生素、微量元素等，汤不再是单纯的水了。

饭前饭后半个到一个小时左右喝水是比较合适的。刚吃过饭后的胃在蠕动，在忙着消化吸收，如果这时喝很多水就会胃胀不舒服。不妨让水避开高峰期，给胃充足的消化空间。

4 在对的时间喝对的水是一生健康

"在对的时间遇见对的人是一种幸福"，这句描述情感的话用在喝水上同样适用，"在对的时间喝对的水是一生健康"。

什么是对的水？中医学主张喝水尽量喝温水。因为温水更容易被吸收，也就更解渴。

现在很多年轻人喜欢像西方人那样喝凉水甚至是冰水。东方人和西方人的体质不一样，对水冷热度的耐受力也不一样。比如，西方人坐月子还喝冰水，从祖先到现在经过很多代的调试，他们的体质已经逐渐适应这个温度了。但是东方人有所不同，就像我们外出讲学时，或者很多到国外留学的孩子，出国后就会出现胃疼、呕吐、肚子疼等症状，甚至不能吃东西，严重的还影响了学习和工作。很多就是对饮食温度不适应的结果，因为我们东方人更喜暖。

水太凉会导致胃寒。人体有一个基础体温，当水的温度远远低于人体温度的时候，胃就会痉挛、收缩，就不能运化，进而不再消化，中医学讲这就是胃寒。

吃太凉有时会危及生命。例如：有一个人，渴了就吃冰棍，一次吃了20几根，后来就死了。死后经解剖发现，他胃里的冰棍已经冻到一起了，虽然是一口一口地吃的，但因为吃得急，又相当多，这个冰坨就把胃给冻住了，胃就不能够运化了，这个人就等于是冰冻死了。希望这个真实的例子能引起人们对饮用水温度的重视，给贪凉的人提个醒。

天热温水更解渴。天热的时候一定要喝温水，虽然嘴里边不是很痛快，但是胃好接受，好消化吸收，更容易解渴。如果有潮潮的汗出来就更好了。

（二）"既病防变"

1."大锅饭"和"小炒"

中药虽苦口，但因其副作用比西药小很多，越来越多的人开始选择服食汤剂。汤剂需要煎制，代煎和自煎的关系打个比方来说，就像是大锅饭和小炒，从单纯的药效来看，自煎肯定会更好些，但如果时间不允许，就要根据自身情况而定了。

自己煎药就会涉及用水的问题。入药之水，以山泉水为最佳，农村地下的井水次之，也可直接用自来水。咱们的自来水都是经过处理的，里边可能会有些漂白粉等消毒物质。用前，可以静置一段时间，让消毒物质挥发一下。另外，现在很多人热衷于纯净水，它很干净，所以煎药可以用。但如果长期饮用，纯净水就太纯净了，也就容易造成人体缺钙。现在市面上还有很多种矿泉水，如果能确定是真的矿泉水，煎药选它也是个不错的选择。

2.病中更要会饮水

健康饮水很关键，生病了，更不能乱喝水。下面介绍几种比较常见又对喝水有要求的疾病的饮水方法。

肾结石：需要多喝水。水少会造成结晶，使结石加重。肾结石患者在平时就要多喝水、勤喝水，并要多运动。水本身起到一个冲洗的作用，如果加上中药还起到溶石化石的作用，让结石能够尽快排泄出去。

糖尿病：糖尿病本身的症状就是多饮，古人称之为"消渴病"。中医学有上消、中消和下消，上消是喝得多，中消是吃得多，下消是尿得多。喝得多、吃得多、排得多就会丢失得多。因胰岛功能不好，吃喝得越多，负担就越重，造成代谢不好，吸收也就少了。因此，不可喝太多水。

感冒发热：多喝水。发热本身就会消耗体内津液。人体的津液就不足，就没有充足的水分来帮助人体散热、降温。如不及时补水，就会变成老百姓所说的"干烧"，不仅无法有效排毒、散热，严重的还会损伤器官。

高血压：不能一次性喝太多水。一次喝太多的水，血液里水分多了，血管受到的压力也就加大了，会导致血压升高。

胃肠疾病：不能喝冷水。冷水虽然能满足一时痛快，但对于受伤的肠胃无异于是雪上加霜。

滴水见世界，滴水映健康。健康面前，绝无小事。树立健康的饮水意识和合格的饮水习惯从现在开始。

十二、应对过敏从生活点滴做起

一般将容易发生过敏反应和过敏性疾病而又找不到发病原因的人，称为过敏体质。过敏体质的人，在生活中更应该注重规律，从点滴做起，在平衡饮食，保证充足睡眠的前提下科学运动，以保证身体正气充盛。而有的过敏性疾病，中医可以通过辨证论治，让其不再复发。

（一）过敏的困扰

"很难想象，怎么碰一下桌布，整个手臂就又红又痒，我以前都没有那么容易过敏啊。"一位刚从医院看完病的中年女性患者，对"过敏"的渐行渐近觉得百思不得其解。

近年来，因过敏反应到医院来就诊的患者越来越多，有的人甚至晒晒太阳也过敏。过敏症患者增加的一个主要原因是过敏源的增多，这主要是由于人们生存的自然环境日益恶化，大气污染严重，空气质量急剧下降；水资源被污染；不当的房屋装修带来的污染；不断有新的化工产品进入我们的生活，比如各种各样的化妆品；即便是自然物种，也在人为的干扰下，产生了不少新品种，如花卉的品种增加，使人过敏的花粉种类也在增加。另外，人们的出行范围扩大，势必也加大了人们接触过敏源的机会，这称为"接触性过敏源"。再有就是药物性过敏，药物过敏一般不是由剂量所决定的，即不管用药多少，都有可能对特定药物产生过敏，如有的人乱吃减肥药，造成严重过敏，甚至危及生命。

（二）易过敏因人而异

造成过敏的因素很多，但自身体质还是最根本的原因。按西医学来说，免疫功能低下的人过敏的概率就高。中医学则认为，正气不足、体质虚弱的人就容易被过敏侵扰。

中医学认为，过敏与体质有关，过敏体质有寒、热两种。寒性体质的人对低温容易产生过敏反应。冷空气来袭、吹空调、吹电风扇等都可能导致这种体质的人过敏。中医学将不正常的寒气称为寒邪，而寒邪侵入呼吸道时，人体的阳气会将寒邪驱逐出去，打喷嚏、流鼻涕就是将寒邪排出人体的过程。只要寒邪排除出去，过敏反应就会停止。但如果在鼻子过敏时用药压抑过敏反应，虽然鼻子不适感可暂时消失，但寒邪仍然留在体内，等药效过了又会发作，久而久之反而变成慢性的寒性过敏体质。热性体质则是对温度升高易产生过敏反应。体内的火气使神经陷入不安定状态，造成热性过敏体质，如遇热则皮肤瘙痒等都是热性过敏的表现。

"过敏体质"的人可发生各种不同的过敏反应及过敏性疾病，如有的患湿疹、荨麻疹，有的患过敏性哮喘、过敏性鼻炎，有的则对某些药物特别敏感，可发生药物性皮炎。

作者曾遇到过一位对玫瑰花香过敏的患者，只要闻到玫瑰花的香味就会过敏，主要表现为昏厥。有一次这位患者去朋友家做客，在进入朋友家时看见摆在她家门口的玫瑰花立马就昏了过去，朋友很奇怪，因为她家的玫瑰不是真花而是假花，没有香味，怎么也能引发过敏？这是因为，多次的过敏已让这位患者形成了条件反射，连只是看到"玫瑰"都不行了。

（三）过敏体质的人生活里更要有智慧

要想预防过敏反应的发生，自然是尽量不接触过敏源为妙。可以去医院的变态反应科查一查，只要知道过敏源就尽量不与其接触。而对于一些患者而言，其过敏源是查不出来的，这些人就需要留心观察，看看每次发生过敏前都吃了些什么，接触过哪些东西，也许就能找到致敏的罪魁祸首。如果是冷空气过敏的人，在季节交替之时，一定要注意衣服的增减，注意保暖，戴上口罩。

在饮食上，过敏体质的人应以清淡饮食为主，日常喝温开水，不喝饮料，可以常喝稀粥，比如二米粥（大小米混合）、绿豆粥等。

有些人觉得过敏体质就是身体虚弱了，应该补。其实在过敏反应发生时一定不要急着进补，否则病情不但不能缓解，可能还会加重。过敏性疾病康复后，可以根据自身情况，通过合理饮食、规律起居、适当运动改善身体状况。

运动的目的是为了健身，而不是让身体的负担加重。如果在吃不好、睡不好的情况下就运动，特别是超负荷运动，不但不能起到锻炼身体的作用，反而伤正气，损健康。

易过敏的人在选择运动方式上除了要特别注意运动的环境，避开有过敏源的地方，还要根据自身情况选择适合自己的运动方式，有些运动对于某些人而言是会影响其气血正常运行的。一般来说，提倡有氧运动，有助于体质的增强。